Therapie und Diagnostik
intracranieller duraler arteriovenöser Fisteln

Aus dem

Institut für Diagnostische und Interventionelle Neuroradiologie

der Ludwig-Maximilians-Universität München

Direktor: Univ.-Prof. Dr. med. Thomas Liebig

Therapie und Diagnostik

intracranieller duraler arteriovenöser Fisteln

Zusammenfassung der kumulativen Habilitation

zur Erlangung der Venia Legendi

für das Fach Neuroradiologie

der Medizinischen Fakultät der

Ludwig-Maximilians-Universität München

vorgelegt von

Dr. med. Lorenz Michael Ertl

2020

Bibliografische Information der Deutschen Nationalbibliothek

Die Deutsche Nationalbibliothek verzeichnet diese Publikation in der
Deutschen Nationalbibliografie; detaillierte bibliographische Daten sind im Internet
über http://dnb.d-nb.de abrufbar.

1. Aufl. - Göttingen: Cuvillier, 2021

   Zugl.: München, Univ., Habil., 2020

© CUVILLIER VERLAG, Göttingen 2021
   Nonnenstieg 8, 37075 Göttingen
   Telefon: 0551-54724-0
   Telefax: 0551-54724-21
   www.cuvillier.de

Alle Rechte vorbehalten. Ohne ausdrückliche Genehmigung des Verlages ist
es nicht gestattet, das Buch oder Teile daraus auf fotomechanischem Weg
(Fotokopie, Mikrokopie) zu vervielfältigen.
1. Auflage, 2021
Gedruckt auf umweltfreundlichem, säurefreiem Papier aus nachhaltiger Forstwirtschaft.

   ISBN 978-3-7369-7476-0

Für Sarah, Ida, Ludwig, Ylvie & Lina

1. VORWORT

Im Rahmen meines Habilitationsgesuches liegen derzeit 8 Originalarbeiten und 1 Fallbericht als Erst-, Co-Erst- oder Letztautor und 11 Originalarbeiten und Fallberichte als Mitautor vor.

Der Schwerpunkt meiner klinischen und wissenschaftlichen Tätigkeit liegt seit mehreren Jahren auf der diagnostischen und interventionellen Neuroradiologie mit besonderem Fokus auf die Diagnostik und Therapie vaskulärer Hirnerkrankungen. Diesem Bereich sind insgesamt 7 Originalarbeiten und ein Fallbericht als Erstautor zuzuordnen.

Die vorliegende Zusammenfassung zur kumulativen Habilitation stützt sich auf 4 Publikationen zum Thema „Diagnostik und Therapie intracranieller duraler arteriovenöser Fisteln" und einen Fallbericht zum Thema Patientensicherheit bei neurointerventionellen Eingriffen.

Die in die vorliegende Arbeit eingehenden Veröffentlichungen des Autors wurden durch Fettdruck im Literaturverzeichnis hervorgehoben. Im Anhang findet sich zusätzlich ein vollständiges Schriftenverzeichnis.

Die Methoden und Ergebnisse der einzelnen Studien sind jeweils in den entsprechenden Arbeiten im Anhang detailliert beschrieben. Zentrale Aussagen dieser Untersuchungen werden in der Zusammenfassung hervorgehoben.

2. INHALTSVERZEICHNIS

1. VORWORT 7

2. INHALTSVERZEICHNIS 9

3. EINLEITUNG 11

   3.1. Zielsetzung 13

   3.2. Pathophysiologie intracranieller duraler AV-Fisteln 14

   3.3. Einteilung und Risikostratifikation intracranieller duraler AV-Fisteln ... 16

   3.4. Symptomatik & klinischer Spontanverlauf 20

   3.5. Diagnostik intracranieller DAVF 22

   3.6. Behandlung intracranieller DAVF 23

      3.6.1. Indikationsstellung 23

      3.6.2. Behandlungsziele 24

      3.6.3. Behandlungsmethoden 24

   3.7. Schlussfolgerung 28

4. ERGEBNISSE 31

   4.1. Arbeit 1 31

   4.2. Arbeit 2 41

   4.3. Arbeit 3 46

   4.4. Arbeit 4 52

   4.5. Arbeit 5 56

5. ZUSAMMENFASSUNG UND AUSBLICK 61

6. LITERATUR 67

7. ABKÜRZUNGSVERZEICHNIS 77

8. ABBILDUNGSVERZEICHNIS 81

9. TABELLENVERZEICHNIS 81

10. DANKSAGUNG 83

11. LEBENSLAUF 85

12. VOLLSTÄNDIGES SCHRIFTENVERZEICHNIS 88

    12.1. Originalarbeiten 88

        12.1.1. Erstautorenschaften 88

        12.1.2. Co-Autorenschaften 89

    12.2. Kasuistiken / Case reports 91

    12.3. Bibliograpisch zitierfähige Abstracts von Vorträgen & Postern 92

    12.4. Sonstige Vorträge 95

3. EINLEITUNG

Intrakranielle Gefäßmalformationen sind eine heterogene Gruppe von Gefäßveränderungen, deren Spektrum von inzidentellen, asymptomatischen Entitäten ohne Krankheitswert bis hin zu lebensbedrohlichen vaskulären Pathologien reicht.

Während cavernöse Malformationen („Cavernome"), „developmental venous anomalies" (DVA) und kapilläre Teleangiektasien als Gefäßveränderungen ohne arteriovenösen Kurzschluss nur in Einzelfällen therapiebedürftig sind, gehen arteriovenöse Malformationen (AVM) und durale arteriovenöse Fisteln (DAVF) mit einem potentiell erhöhten Blutungsrisiko einher und können mitunter schwere Symptome verursachen.

Der Anteil duraler arteriovenöser Fisteln (DAVF) an der Gesamtheit aller intrakranieller Gefäßmalformationen beträgt ~ 10-15 %. Definierendes Merkmal einer DAVF ist ein pathologischer Shuntfluss zwischen dem arteriellen und venösen intrakraniellen Gefäßkompartiment über einen spezifischen Fistelpunkt in der Dura mater.

Je nach anatomischer Lage dieses Fistelpunktes und der fisteltragenden Sinuskompartimente lässt sich das Gesamtkollektiv der DAVF in die Subgruppen (1) „Laterale DAVF" (LDAVF, um den Sinus transversus / sigmoideus), (2) „Carotis-Cavernosus-Fistel" (CCF, direkter oder indirekter Einstrom in den Sinus cavernosus) und (3) seltenen Subtypen (andere Sinuskompartimente, z.B. Sinus sagittalis superior, große Varianz) einteilen.

Die Lage der Fistel und die fistelinduzierten Druck- und Flussveränderung im venösen Kompartiment bedingen die jeweilige Symptomatik. Diese reicht von subjektiv störenden Ohrgeräuschen über diverse kongestionsinduzierte neurologische Defizite bis zur lebensbedrohlichen cerebralen Stauungsblutung. Die Angioarchitektur und das venöse Drainagemuster der zugrunde liegenden DAVF bestimmen deren Risikoprofil und definieren die allgemein gebräuchliche Fistelklassifikation nach Cognard für die Subgruppe der LDAVF und die Klassifikation nach Barrow für die Subgruppe der CCF.

Die endovaskuläre Versorgung etablierte sich im Laufe der Zeit als die Therapiemethode der Wahl bei der Behandlung intracranieller DAVF. Im Verlaufe der vergangenen 20 Jahre standen dabei zunehmend neue Materialien (Flüssigembolisate, Partikel, Coils, Stents, Ballone) und unterschiedliche technische Zugangsvarianten (transvenös, transarteriell, Direktpunktion, kombinierte Verfahren) zur Verfügung.

Die Empfehlungen zum Management intracranieller DAVF basieren auf klinischen Erfahrungen und daraus resultierenden beschreibenden Fallserien. Zwar lassen sich so Trends beschreiben, Studientypen einer höheren Evidenzklasse oder gar randomisiert kontrollierte Studien fehlen aber.

Es besteht demnach Bedarf an Forschungsbeiträgen zur Stärkung der Evidenz des klinischen Managements intracranieller DAVF mit dem Ziel die Empfehlungen zur bildgebenden Diagnostik, zur technischen Herangehensweise und zur therapeutischen Zielsetzung in den einzelnen Fistelsubkollektiven zu optimieren. Insbesondere die Rolle moderner nicht-invasiver bildgebender Verfahren bei der Diagnostik und Therapieplanung, der Aspekt der langfristigen Erfolgs- und Komplikationsraten unterschiedlicher Therapieverfahren und der subjektive Patientennutzen der Behandlung bedürfen einer genaueren Analyse.

3.1. Zielsetzung

Vorliegende Habilitation soll einen Beitrag zur Verbesserung des klinischen Managements intracranieller DAVF leisten. Ein besonderes Augenmerk liegt auf einer Erhöhung der Patientensicherheit durch nicht-invasive Bildgebung und neue Therapieverfahren, sowie auf der Frage nach dem subjektiven Nutzen der Therapie für den Patienten als Basis für die Stellung der Behandlungsindikation.

Hierzu wurden die in den letzten 15 Jahren am Klinikum der Ludwig–Maximilians-Universität mit intracraniellen DAVF behandelten Patienten unter folgenden Fragestellungen analysiert:

- Können nicht-invasive Bildgebungsmodalitäten (MRT) die digitale Subtraktionsangiographie (DSA) bei der Diagnostik, Therapieplanung und beim Monitoring intracranieller DAVF sinnvoll ergänzen oder ersetzen?

- Welche grundlegenden Maßnahmen sind in Bezug auf die Patientensicherheit bei der endovaskulären Behandlung intracranieller DAVF zu berücksichtigen?

- Unterscheiden sich die bei den einzelnen Unterformen und Schweregraden intracranieller DAVF in Frage kommenden Therapievarianten und Materialien in Bezug auf die Komplikationsrate und den Therapieerfolg?

- Rechtfertigt der zu erwartende subjektive Patientennutzen eine endovaskuläre Therapie auch im Kollektiv der nicht unmittelbar blutungsgefährdeten niedriggradigen DAVF?

3.2. Pathophysiologie intracranieller duraler AV-Fisteln

DAVFs sind mit einem Anteil von 10% bis 15% aller intrakraniellen Gefäßfehlbildungen eher seltene Läsionen. [43]

Sie manifestieren sich am häufigsten im mittleren bis höheren Lebensalter (50–60 Jahre), können aber grundsätzlich in jeder Altersklasse auftreten. Eine klare Prädisposition nach Geschlecht oder genetischen Komponenten existiert nicht. [11]

Definierendes Charakteristikum einer intrakraniellen duralen arteriovenösen Fistel (DAVF) ist das Vorhandensein einer pathologischen hämodynamisch aktiven Anastomose zwischen den meningealen Arterien und dem venösen intrakraniellen Kompartiment. Letztes kann entweder aus einem von der Dura mater gebildeten Sinus oder aus kortikalen Venen bestehen.

Eine DAVF entwickelt sich typischerweise in der Duraduplikatur venöser Sinus, am häufigsten um den Sinus transversus / sigmoideus, aber auch um den Sinus cavernosus, den Sinus sagittalis superior, in der vorderen Schädelgrube, um das Tentorium und in anderen Lokalisationen können sich Fisteln bilden.

Die genaue Pathogenese einer DAVF ist nicht abschließend geklärt, die überwiegende Mehrheit stellen aber im Laufe des Lebens idiopathisch erworbene Läsionen dar. Bei einem kleineren Anteil (insbesondere im Subkollektiv der Carotis-Cavernosus-Fisteln) lässt sich ein kausaler Zusammenhang mit einem auslösenden Ereignis (z.B. Schädel-Hirn-Trauma, Infektion, rupturiertes Aneurysma oder sinovenöse Thrombose) herleiten. [10–12, 55]

Im Gegensatz zu den im Hirnparenchym entstandenen arteriovenösen Malformationen (AVM) weist eine DAVF keinen zentralen Gefäßnidus auf. Während bei der AVM wohl eine primäre Neoangiogenese mit Neubildung pathologischer

Gefäße vorliegt, geht die gängigste und von den meisten Autoren vertretene Hypothese davon aus, dass eine DAVF sekundär hämodynamisch durch eine im venösen Schenkel erfolgte Druckumstellung entsteht (z.b. durch fortschreitende Stenose oder Okklusion eines Duralsinus). Die Korrelation zwischen Patienten mit DAVF und erblichen thrombotischen Erkrankungen (z. B. Faktor V Leiden, Protein C / S-Mangel) stützt diese Hypothese. [17, 25]

Durch die Drucksteigerung im venösen Kompartiment entwickeln sich mit der Zeit fistelartige Verbindungen aus meningealen Arterien zu den Duralsinus oder kortikalen Venen - einerseits durch Erweiterung bereits bestehender physiologischer Shunts, andererseits durch neuerliche Rekrutierung bereits obliterierter embryonaler Duragefäße. [16, 26, 33]

Endergebnis dieses Prozesses ist ein komplexes Netzwerk venöser Gefäße unter arteriellem Druck. Bei progredientem Versagen der venösen Abflusskapazitäten kommt es zu einer lokalen oder generalisierten Umkehr des venösen Druckgradienten.

Das normalerweise antegrade venöse Flussmuster kann sich dann zu einem retrograden Fluss in den Sinus und einem Rückstau oder einer direkten Shuntbeteiligung kortikaler Venen verkehren. Letzteres wird als kortikale Venendrainage (engl.: Cortical venous drainage, CVD) bezeichnet. Das Vorliegen einer CVD ist ein wichtiger Risikofaktor, da die damit assoziierte venöse Hypertonie zu schweren neurologischen Defiziten und einer venösen Stauungsblutung im umgebenden Gehirnparenchym führen kann.

Die Bildung einer DAVF ist demnach ein dynamischer Prozess und die Hämodynamik und Morphologie einer Fistel entwickelt sich im Laufe der Zeit. Dabei entstehen bisweilen bizarre Bilder mit Rekrutierung von arteriellen Feedergefäßen auch von der kontralateralen Seite. Die Befunddynamik kann sich grundsätzlich in beide Richtungen entwickeln: zwar werden auch Abwärtskonvertierungen – ja sogar eine spontane Restitutio ad integrum – beobachtet, in der überwiegenden Anzahl der Fälle neigen DAVFs aber zu einer Aufwärtskonvertierung mit zunehmender Vergrößerung des Fistelnetzwerks und aggressiverer Hämodynamik. [17, 51, 53]

Wenn die fragile Venenwand den Druckbelastungen nicht mehr gewachsen ist, verursachen DAVF intracranielle Blutungen oder nicht-hämorrhagische neurologische Defizite (NHND) mit einer erheblichen neurologischen Morbidität und Mortalität. [11, 37]

Der Pathomechanismus nicht-hämorrhagischer neurologischer Defizite ist noch nicht abschließend geklärt und vermutlich Folge einer Beeinträchtigung des Zellstoffwechsels durch die venöse Kongestion. Auf jeden Fall erhöht das Vorliegen eines CVD signifikant das Risiko einer intrakraniellen Blutung und von schweren neurologischen Defiziten. [8, 17, 30, 35]

3.3. Einteilung und Risikostratifikation intracranieller duraler AV-Fisteln

Je nach anatomischer Lage dieses Fistelpunktes und der fisteltragenden Sinuskompartimente lässt sich das Gesamtkollektiv der intracraniellen duralen AV-Fisteln in die Subgruppen (1) „Laterale DAVF" (LDAVF, um den Sinus transversus / sigmoideus), (2) „Carotis-Cavernosus-Fistel" (CCF, direkter oder indirekter Einstrom in den Sinus cavernosus) und (3) seltenen Subtypen (andere Sinuskompartimente, z.B. Sinus sagittalis superior, große Varianz) einteilen.

Durchgesetzt haben sich die Cognard-Klassifikation als grundlegendes Schema bei der Beurteilung intracranieller DAVFs und die Barrow-Klassifikation als spezifische Einteilung für den Subtyp der CCFs.

Die Cognard-Klassifikation unterteilt eine DAVF anhand ihrer Drainageeigenschaften und der Angioarchitektur ihres venösen Abflusses in fünf Typen. Da – wie bereits ausgeführt – Hämodynamik und Blutungsrisiko bei einer DAVF eng miteinander korrelieren, ist dieses Klassifikationsschema auch ein gutes Instrument der Risikoeinschätzung. [Tabelle 1] [17, 20]

Tabelle 1 Die Cognard-Klassifikation

I	IIa	IIb	IIa+b	III	IV	V
Confined to sinus	Confined to sinus	Drains into sinus / reflux into cortical veins	Drains into sinus / reflux into cortical veins	Drains directly into cortical veins	Drains directly into cortical veins	Spinal perimedullary venous drainage
Antegrade Flow	Retrograde flow (reflux) into sinus	Antegrade flow	Retrograde flow		Venous ectasia	Associated with progressive myelopathy
No cortical venous drainage / reflux	No cortical venous drainage / reflux					

(Tabelle aus [20], Abdruck mit freundlicher Genehmigung des Verlags)

Cognard Typ I und IIa -Fisteln zeigen noch keine Beteiligung kortikaler Venen. Typ I – Fisteln drainieren dabei rein antegrad direkt in den Sinus. Typ IIa -Läsionen zeigen bereits eine Flussumkehr mit retrograder venöser Drainage, beschränken sich aber noch auf das Sinuslumen. Beide Subtypen zeigen kein signifikant erhöhtes Blutungsrisiko.

Ab Typ Cognard IIb kommt es zu einer Drainagebeteiligung kortikaler Venen (CVD), wobei Typ IIb im Sinus antegrad abfließt und Typ II a + b im Sinus ein retrogrades Flußmuster zeigt. Cognard Typ III - Fisteln drainieren direkt in kortikale Venen. Zeigen letztere bereits eine venöse Ektasie wird die Fistel als Cognard Typ IV klassifiziert. Cognard Typ V – Fisteln sind eine seltene, aber mit hohem Risiko behaftete Unterform, bei der die Drainage direkt in perimedulläre Spinalvenen erfolgt.

DAVF ab einem Cognard Typ IIa gelten als hochgradig, da sie alle eine Drainagebeteiligung kortikaler Venen aufweisen und somit zu einem aggressiven klinischen Verlauf neigen.

Die Carotis-cavernosus-Fisteln (CCF) sind innerhalb der DAVF eine eigens zu unterscheidende Subgruppe. Zentrales Merkmal einer CCF ist die Kommunikation der Carotisstrombahn mit dem Sinus cavernosus (SC).

Das gängigste Einteilungssystem für die Beurteilung einer CCF ist die Barrow-Klassifikation. [5] Diese unterscheidet hauptsächlich, ob eine direkte high-flow Verbindung zwischen der kavernösen ACI und der SC besteht (dCCF) oder ein indirekter Shuntfluß aus der ACI, ACE oder beiden (idCCF) vorliegt. [Tabelle 2]

Tabelle 2   Die Barrow-Klassifikation

	Barrow Typ	Hämodynamik
dCFF	A	Direkte Verbindungen mit hohem Durchfluss zwischen der intracavernösen Arteria carotis interna und dem Sinus cavernosus
idCCF	B	Indirekter Shunt aus Ästen der Arteria carotis interna zum Sinus cavernosus
idCCF	C	Indirekter Shunt aus Ästen der Arteria carotis externa zum Sinus cavernosus
idCCF	D	Indirekter Shunt aus Ästen der Arteria carotis interna und externa zum Sinus cavernosus

Die häufigste Erscheinungsform der CCF ist die direkte CCF (dCCF, Barrow A) - eine direkte Shuntverbindung durch die (rupturierte) Wand der ACI zum Sinus cavernosus. Die häufigsten Ursachen hierfür sind Schädel-Hirn-Traumata, iatrogene Gefäßwandverletzungen und die Ruptur intrakavernöser ACI-Aneurysmen. Selten treten dCCFs auch spontan bei angeborenen Gefäßwandschwächen auf.

Indirekte Carotis-cavernosus-Fisteln (idCCF, Barrow B-D) sind letztlich DAVF der Parasellarregion mit Beziehung zum SC und oftmals Läsionen mit geringem hämodynamischem Shuntfluss (low-flow-Fisteln). Sie sind vergesellschaftet mit multiplen Komorbiditäten wie z. B. postmenopausalem Status, Schwangerschaft,

Diabetes mellitus, angeborenen Gefäßwanderkrankungen, arteriellem Hypertonus, etc.).

3.4. Symptomatik & klinischer Spontanverlauf

Die klinische Symptomatik intracranieller DAVF variiert stark und hängt maßgeblich von deren hämodynamischen Eigenschaften und anatomischer Lage ab.

Laterale DAVFs werden in den meisten Fällen durch einen pulsatilen Tinnitus klinisch apparent. Aber auch unspezifische Symptome, wie neurokognitive Defizite, Schwindelgefühle, eine Trigeminusneuralgie, ein Parkinsonismus oder Kopfschmerzen können Folge einer DAVF sein.

Als Besonderheit der CCF können diese relativ schnell und sensitiv durch opthalmologische Symptome erkannt werden. Bedingt durch die fistelinduzierte Druckerhöhung im Sinus cavernosus kommt es auf kurzem Wege zu einer Kompromittierung der venösen Drainage in der – direkt in den SC mündenden - Vena ophthalmica. Typische fistelinduzierte Augensymptome sind eine Rötung der Bindehaut mit Fremdkörpergefühl (Chemosis), ein durch die venöse Ektasie bedingter Exophthalmus, eine Stauungspapille, Doppelbilder und eine Erhöhung des Augeninnendrucks. Führt der venöse Rückstau zu einer Beeinträchtigung des Visus, so liegt ein Notfall für das Auge vor und die CCF ist dringend behandlungsbedürftig.

Neben diesen – bis auf einen Verlust des Visus noch vergleichsweise harmlosen Symptomen – können intracranielle DAVFs aber auch zu schweren neurologischen Defiziten führen. Auch hier spielt die Hämodynamik die zentrale Rolle. Bedingt durch entweder den venösen Rückstau mit Druckerhöhung im Parenchym oder Steal-

Phänomene mit arterieller Unterversorgung kann es zu (intermittierend fluktuierenden) Hemiparesen, Sprachstörungen und Bewusstseinsstörungen bis zum Status epilepticus kommen.

Während sich diese neurologischen Symptome in der Regel allmählich über Tage bis Monate als Folge einer fokalen oder globalen venösen Hypertonie entwickeln, äußert sich die fistelinduzierte intracranielle Parenchymblutung (ICB) durch plötzlich auftretende Kopfschmerzen und - je nach Lage und Größe der Blutung – unterschiedliche neurologische Beeinträchtigungen. Die fistelinduzierte ICB ist Folge einer Ruptur der empfindlichen leptomeningealen Venen, die dem arterialisierten Druck nicht mehr gewachsen sind.

DAVFs ohne CVD (Cognard Typ I und IIa) verursachen nur selten eine intrakranielle Blutung oder nicht-hämorrhagische neurologische Defizite relevanten Ausmaßes. In der Zusammenschau mehrerer Studien kann die jährliche Rate für neu auftretende schwere neurologische Defizite für diese Läsionen mit 0,0% bis 0,6% und die jährliche Sterblichkeitsrate mit 0,0% beziffert werden. [13, 51, 53]

DAVFs mit CVD (Cognard Typ IIb, IIa + b, III-V) weisen hingegen einen aggressiven natürlichen Verlauf auf und resultieren unbehandelt häufig in einer intrakraniellen Blutung oder schweren nicht-hämorrhagischen neurologischen Defiziten (NHND). [3, 8, 11, 17, 58]

Die in den einzelnen Studien berichteten Blutungs- und Sterblichkeitsraten unterscheiden sich – je nach Fistelgrad und Methodik - teilweise erheblich. In der Zusammenschau kann aber die jährliche Rate für ICB und NHND mit 7-19% und die jährliche Sterblichkeitsrate mit circa 4% beziffert werden.

Verglichen mit anderen cerebrovaskulären Läsionen wie z.B. intracraniellen Aneurysmen (jährliches Rupturrisiko für <7 mm von ≈ <1% pro Jahr) [56] oder pialen arteriovenösen Malformationen (jährliches Rupturrisiko ≈1% bis 4% pro Jahr) [42, 47] sind DAVFs mit CVD demnach bezüglich ihres natürlichen Krankheitsverlaufes aggressive Läsionen bei denen eine Behandlung nachdrücklich empfohlen werden muss.

3.5. Diagnostik intracranieller DAVF

Methode der Wahl zur Abklärung eines Verdachts auf Vorliegen einer intracraniellen DAVF ist die Magnetresonanztomographie (MRT) des Schädels. Diese bietet eine hervorragende Darstellung des Hirnparenchyms und kann Zeichen einer venösen Kongestion und stauungsinduzierte Mikroblutungen sicher erkennen.

Die in den meisten Einrichtungen verfügbaren Sequenzprotokolle bilden allerdings die Morphologie der Fistel aufgrund der hierfür nicht optimierten Sequenzparameter nicht optimal ab.

Wird die MRT um eine Time-of-Flight (TOF)-Angiographie erweitert, so zeigt diese zwar grundsätzlich das Vorhandensein eines arterialisierten Flusses im venösen Kompartiment, kann aber die Frage nach einer Beteiligung kortikaler Venen gerade im Grenzbereich zwischen den Typen Cognard II a und Cognard II (a+) b nicht mit ausreichender Sicherheit beantworten. Dies ist insofern relevant, als dass diese Unterscheidung die kritische Grenze zwischen der relativen und absoluten Behandlungsindikation markiert.

Suffizient beantworten konnte diese Frage bislang nur die invasive katheterbasierte digitale Subtraktionsangiographie (DSA). Diese bietet eine hervorragende Darstellung der arteriellen Angioarchitektur und liefert zusätzlich zuverlässige Informationen über die Hämodynamik. Problematisch ist allerdings, dass die DSA als invasives Verfahren gegenüber der MRT ein höheres Komplikationsrisiko und den Nachteil einer Strahlenbelastung bietet.

3.6. Behandlung intracranieller DAVF

3.6.1. Indikationsstellung

Weist das Drainagemuster einer DAVF eine Beteiligung kortikaler Venen auf bedeutet dies eine signifikante Verschlechterung ihrer Prognose. Für diese Art von Fisteln besteht eine dringende Behandlungsindikation (endovaskulär, chirurgisch oder Kombination). [58]

Der natürliche Verlauf einer DAVF ohne CVD ist hingegen relativ benigne. Die jährliche Rate für intrakranielle Blutungen oder nicht hämorrhagische neurologische Defizite beträgt 0,0 bis 0,6 % bei einer jährlichen Sterblichkeitsrate von 0,0 %. [58]

Patienten mit dieser Art von Läsionen können behandelt werden, wenn die klinische Symptomatik zu einer vom Patienten als belastend empfundenen Einschränkung der Lebensqualität führt. Ist dies nicht der Fall, können die Patienten auch konservativ – abwartend geführt werden, wobei die DAVF aber in festen Intervallen bildgebend kontrolliert werden sollten.

Jegliche Änderung der klinischen Symptomatik - sei es eine Verschlechterung bestehender oder neu aufgetretene Symptome - kann ein Hinweis auf eine

Aufwärtskonvertierung der Fistel mit einer Verschlechterung der klinischen Prognose sein und muss daher Anlass für eine bildgebende Reevaluation des Befundes sein. Aufgrund der nicht unerheblichen Strahlenbelastung und des Risikos einer Gefäßverletzung bei einer DSA wäre das Vorhandensein einer nicht-invasiven Untersuchungsmethode mit vergleichbarer Sensitivität und Spezifität in hohem Maße wünschenswert. [53]

3.6.2. Behandlungsziele

Das primäre Ziel der Behandlung intrakranieller duraler AV-Fisteln ist die signifikante Reduktion des Blutungsrisikos durch Ausschalten der CVD und das Vermeiden einer Erblindung für den Fall einer CCF mit klinischer Kompromittierung des Visus. Weiteres, bei unmittelbarer Betrachtung zwar sekundäres, für den Patienten aber entscheidendes Therapieziel ist die Verbesserung der Lebensqualität des Patienten durch die Ausschaltung oder zumindest Reduktion subjektiv störender klinischer Symptome (z. B. pulsatiler Tinnitus). Die Behandlungsindikation ist in diesem Falle aber relativ. Letztlich rechtfertigt in einer solchen Konstellation nur die Aussicht auf eine nachhaltig positive Verbesserung der Lebensqualität einer Behandlung, falls deren Risiko vertretbar erscheint. Dieser Aspekt ist in der verfügbaren Literatur zum Thema bislang noch unterrepräsentiert.

3.6.3. Behandlungsmethoden

3.6.3.1. *Endovaskulär*

Durch die Verfeinerung der Mikrokathetertechnologie und Entwicklung neuerer Flüssigkeitembolisate hat sich die endovaskuläre Therapie im Laufe der Jahre zur primären Behandlungsoption für die meisten intrakranielle DAVF entwickelt. [50]

Schematisch kann die endovaskuläre Behandlung in drei Hauptkategorien unterteilt werden:

(1) Transarterielle Embolisation

(2) Transvenöse Embolisation

(3) Kombinierte Embolisation.

Bei der transarteriellen Embolisation werden der oder die, die Fistel speisende(n) Arterie(n) („arterielle Feeder") mit einem Mikrokatheter bis möglichst weit vor den Fistelpunkt sondiert und dieser sodann mit einem Flüssigembolisat verschlossen. Der Verschluss dieses Fistelpunkts ist der zentrale Erfolgsfaktor bei der Behandlung. Werden bei der Behandlung lediglich die zuführenden Arterien proximal verschlossen, der Fistelpunkt aber nicht erreicht, so rekrutiert sich die – weiterhin bestehende – Fistel innerhalb kurzer Zeit neuer arterieller Feeder. Die Erfahrung zeigt, dass ein transarterieller Verschluss einer derart anbehandelten DAVF nur mit hohem Sondierungsaufwand und manchmal auch gar nicht mehr möglich ist. Einer umfangreichen und genauen Planung des Vorgehens im Vorfeld und einer Durchführung der Prozedur durch ein erfahrenes und trainiertes Team kommt demnach eine wichtige Bedeutung zu.

Bei der transvenösen Embolisation wird der Fistelpunkt über den venösen Schenkel sondiert und die proximalen Drainagevene oder das fisteltragende Sinussegment mit verschiedenen Materialien (Flüssigembolisate, Coils, Stents, etc.) verschlossen. Auch hier kommt dem Verschluss des Fistelpunktes – diesmal von der venösen Seite her – die zentrale Bedeutung für den Therapieerfolg zu. Da das venöse gegenüber dem arteriellen System beim Menschen eine wesentlich höhere anatomische Varianz aufweist und der venöse Situs im Nahbereich der DAVF durch die Fistel selbst oder andere Begleitpathologie erheblich verändert sein kann (z.b. organisierte Reste einer sinuvenösen Thrombose oder fistelinduzierte Duraduplikaturen im Sinuslumen) ist eine exakte anatomische und hämodynamische Evaluation des fisteltragenden venösen Schenkels ein wichtiger Faktor bei der Therapieplanung.

Kombinierte Embolisationsverfahren kommen immer dann zum Einsatz, wenn (1) die Fistel bei Verwendung nur eines Ansatzes nicht suffizient verschlossen werden kann oder (2) mit temporärer Ballonprotektion gearbeitet wird.

Gerade letzteres Verfahren hat sich als eine elegante Therapievariante erwiesen:

LDAVFs entwickeln sich häufig um einen großen Duralsinus und bilden durch Rekrutierung physiologisch obliterierter Venen in der Sinuswand durch das Shuntvolumen durchströmte Doppellumina oder venöse Taschen aus. Gelingt es nun das natürliche Sinuslumen im fisteltragenden Abschnitt über den venösen Schenkel zu sondieren und dort einen weichen Ballon zu platzieren, so kann dieser während der arteriellen Embolisation des Fistelnetzwerks inflatiert und nach der Prozedur wieder entfernt werden. Auf diese Weise kann die physiologische venöse Drainage trotz des Fistelverschlusses erhalten werden.

Eine weitere Möglichkeit ist das temporäre Aufblasen des weichen Ballons in der Arterie, während die Fistel von der venösen Seite her verschlossen wird. Dieses Verfahren schützt vor einem arteriellen Infarkt durch ein Verschleppen von Fremdmaterial und kommt insbesondere beim Verschluss einer direkten CCF (dCCF) zum Einsatz.

3.6.3.2. Mikrochirurgisch

Die mikrochirurgische Behandlung einer DAVF kann immer dann erforderlich werden, wenn die Fistel endovaskulär nicht erfolgreich oder sicher behandelt werden kann. Insbesondere für kleine und weit distal gelegene Fisteln am Boden der vorderen Schädelgrube, um das Tentorium oder um den Sinus sagittalis superior stellt die chirurgische Herangehensweise eine Option dar. Durale AV-Fisteln der vorderen Schädelgrube werden z.B typischerweise durch ethmoidale Äste der Arteria ophthalmica gespeist. Eine endovaskuläre Embolisation birgt letztere birgt ein hohes Risiko eines Verschlusses der Arteria centralis retinae mit ipsilateralem Sehverlust.

Auch insuffizient endovaskulär anbehandelte Fisteln können eine Indikation für ein mikrochirurgisches Verfahren sein. Wird beim Primärversuch einer endovaskulären Behandlung die Position des Embolisationskatheters falsch gewählt, so werden zwar die zuführenden Arterien durch das Embolisat verklebt, der Fistelpunkt ist aber weiterhin aktiv. Innerhalb kurzer Zeit rekrutiert sich die Fistel neue Feederarterien. Diese können sich aufgrund ihrer bisweilen bizarren Morphologie einer Sondierung entziehen und sind dann einer neuerlichen endovaskulären Behandlung nicht mehr zugänglich. [38]

Bei der mikrochirurgischen Behandlung werden die arterialisierten Venen so nah wie möglich am Fistelpunkt ligiert und die zuführenden arteriellen Feeder mittels Thermokoagulation oder Ligation verschlossen. Nicht arterialisierte kortikale Venen müssen erhalten werden, um das Risiko eines venösen Infarkts zu minimieren. Auch hier ist das exakte Verständnis der Angioarchitektur und Hämodynamik der DAVF essentiell für den Operateur. [26, 57]

3.6.3.3. Radiochirurgisch

Wie im Jahre 1982 erstmals beschrieben können intracranielle DAVF auch erfolgreich radiochirurgisch behandelt werden. [4] Nachteilig wirkt sich allerdings die lange Latenz bis zum Eintreten des gewünschten Therapierfolges aus. Söderman et al. dokumentierten beispielsweise in einem Kollektiv von 58 Patienten mit bestrahlten intrakraniellen DAVF eine Rate von 68% komplett verschlossenen und 24% signifikant flußreduzierten Fisteln im Intervall von 2 Jahren der Behandlung. [54] Die Bestrahlung eignet sich daher nicht für die Behandlung von höhergradigen Fisteln mit kortikaler Venenbeteiligung und kommt nur als Alternativverfahren für niedriggradige Läsionen in Betracht. Größere Fall-Kontroll- Studien zu diesem Therapieverfahren fehlen.

3.7. Schlussfolgerung

Intracranielle durale AV-Fisteln sind zwar seltene, in Einzelfällen aber hochgefährliche vaskuläre Läsionen. Bedingt durch die hohe Varianz in Bezug auf den anatomischen Situs, die hämodynamischen Eigenschaften und die Befunddynamik ist jede Fistel eine Herausforderung bei der Festlegung des geeigneten Therapiekonzepts. Das umfassende anatomische und funktionelle Verständnis der Fistel ist entscheidend für eine gute Therapieplanung.

Die endovaskuläre Behandlung hat sich im Lauf der Jahre zur Therapie der ersten Wahl entwickelt, wobei unterschiedliche Sondierungs- und Embolisationsverfahren zum Einsatz kommen. Während die Therapieindikation bei einer Beteiligung kortikaler Venen oder schwerwiegender klinischer Symptomatik (z.B.

Visuseinschränkung im Falle einer CCF) unstrittig ist, bieten niedriggradige Fisteln nur eine relative Behandlungsindikation. Gerade in diesen Fällen ist – neben einer möglichst niedrigen Komplikationsrate – eine nachhaltige Verbesserung der subjektiv vom Patienten erlebten Lebensqualität der entscheidende Faktor bei der Indikationsstellung. Die Patientensicherheit muss bei allen Entscheidungen und Maßnahmen in maximal möglichem Maße gewährleistet sein.

Die DSA ist zwar eine exzellente Methode zur Darstellung der Morphologie und Hämodynamik einer DAVF, birgt aber als invasives, strahlenbasiertes Verfahren auch gewisse Nachteile. Ein nicht-invasives Diagnoseverfahren wäre hier wünschenswert.

Letztlich sind all dies Teilaspekte des großen übergeordneten Ziels dem Patienten eine effektive und vor allem sichere Therapie anbieten zu können, deren Wirkung sich nicht nur auf Bildern dokumentieren lässt, sondern dem Patienten einen echten nachhaltigen Mehrwert in Bezug auf seine Lebensqualität bietet.

Der Beitrag der vorliegenden Habilitation zu diesem Ziel wird im folgenden Abschnitt dargestellt.

4. ERGEBNISSE

4.1. Arbeit 1

Zur Rolle der MRT als nicht-invasive Bildgebung bei intracraniellen duralen AV-Fisteln

ERSTAUTORENSCHAFT, ORIGINALARBEIT, VERÖFFENTLICHT IN EUROPEAN RADIOLOGY, [21], IMPACT FACTOR 2014: 3.640

Ertl L, Brückmann H, Kunz M, Patzig M, Brem C, Forbrig R, Fesl G. Assessment and treatment planning of lateral intracranial dural arteriovenous fistulas in 3 T MRI and DSA: A detailed analysis under consideration of time-resolved imaging of contrast kinetics (TRICKS) and ce-MRA sequences. Eur Radiol. 2016 Apr 27.

Zum Zeitpunkt der Veröffentlichung dieser Arbeit beschränkte die vorhandene Literatur die MRT bei der Fisteldiagnostik auf die Funktion, in der Primärdiagnostik oder bei Verlaufskontrollen das „Vorhandensein" einer DAVF „zuverlässig zu erkennen". [6, 45] Sie wurde gemeinhin als „hilfreiche Methode" bei der Evaluation einer Fistel bezeichnet. [31]

Am 3 Tesla MRT-Gerät der Abteilung für Neuroradiologie des Klinikums Großhadern war ein in Eigenregie entwickeltes Sequenzprotokoll im Einsatz, welches die bislang definierten Möglichkeiten der MRT in der Fisteldiagnostik übertraf. Es beinhaltete neben den üblichen Standardsequenzen eine eigens weiterentwickelte Kombination aus einer, in Bezug auf die zeitliche Auflösung (TRICKS-MRA) und einer, in Bezug auf die Ortsauflösung optimierten (ce-MRA) kontrastmittelverstärkten MR-Angiographie.

Die TRICKS-MRA ist eine vom Hersteller erhältliche zeitaufgelöste, Gadolinium-verstärkte MRA mit hoher zeitlicher Auflösung. Eine vollständige Beschreibung der technischen Details ist in der Literatur verfügbar. [14, 34]

Die Grundparameter der TRICKS-Sequenz wurden von uns hinsichtlich ihrer zeitlichen Auflösung zur Fisteldarstellung optimiert. Die Sequenzparameter finden sich in Tabelle 3. [Tabelle 3]

Tabelle 3 Sequenzparameter

	TR (ms)	TE (ms)	FOV (mm)	ST (mm)	Matrix (mm)	Voxel size (mm^3)	Resolution	Acquisition time
TRICKS	3.38	1.32	90	8	240x240	0.79	1 sec (temporal)	33 sec
ce-MRA	8.6	3	220	0.6	450x450	0.49	0.48 mm (spatial)	4 min 11 sec

Abbreviations
MRA = magnetic resonance angiography, TRICKS = time resolved imaging of contrast kinetics, ce-MRA = contrast-enhanced magnetic resonance angiography, TR = repetition time, TE = echo time, FOV = field of view, ST = slice thickness

(Tabelle aus [21], Abdruck mit freundlicher Genehmigung des Verlags)

Die Akquise unserer TRICKS-MRA erfolgte in zwei Raumrichtungen (koronar / sagittal), jeweils 8 s nach der automatisierten antecubitalen Injektion (Spectris Solaris EP, Medrad, Indianola, PA, Flussrate: 5 ml/s) von Gadobenat-Dimeglumin (Multihance ®, Bracco Imaging SpA, Mailand, Italien, 0,2 ml pro Kilogramm Körpergewicht) und eines 20 ml NaCl-Bolus über einen intravenösen 18-Gauge-Katheter.

In unserer Publikation wurden die mit diesem Untersuchungsprotokoll akquirierten MRT-Bilder von 24 LDAVF-Patienten (03/2008 – 04/2014) mit den jeweiligen zeitlich korrespondierenden DSA-Bildern derselben Patienten verglichen.

Die Klassifizierung bezüglich des Fisteltyps nach Cognard mittels MRT unterschied sich in keinem Fall von der Diagnose in der DSA (κ = 1,0). [Tabelle 4]

Tabelle 4 Vergleich DSA & MRA Details

					κ	Asymp. std. error r^a	Approx. T^b	Approx. Sig.	n
Cognard classification					1.00	0.00	9.58	0.00	24
Arterial feeder	DSA n/22	%	MRI n/22	%					
AOE	20	90.9	20	90.9	0.4	0.25	1.96	0.05	22
AMM	18	81.8	14	63.6	0.56	0.18	2.93	0.00	22
AAP	5	22.7	3	13.6	0.40	0.24	1.95	0.05	22
APharAsc	7	31.8	3	13.6	0.51	0.19	2.73	0.01	22
ATent	13	59.1	5	22.7	0.34	0.14	2.12	0.03	22
AMP	3	13.6	1	4.5	0.46	0.31	2.58	0.01	22
VA	11	50	4	18.2	0.36	0.15	2.21	0.03	22
contralateral	6	27.3	2	9.1	0.42	0.21	2.42	0.02	22
Embolization feeder					0.64	0.15	3.91	0.00	22
Sinus segments									
BJV participation					1.00	0.00	4.69	0.00	22
BJV flow pattern					0.31	0.15	3.24	0.00	22
BJV lumen					0.17	0.12	2.17	0.03	22
SigS participation					1.00	0.00	4.69	0.00	22
SigS flow pattern					1.00	0.00	6.88	0.00	22
SigS lumen					0.45	0.13	4.27	0.00	22
TrS participation					1.00	0.00	4.69	0.00	22
TrS flow pattern					0.83	0.11	5.84	0.00	22
TrS lumen					0.36	0.11	4.07	0.00	22
CS participation					1.00	0.00	4.69	0.00	22
CS flow pattern					1.00	0.00	6.87	0.00	22
CS lumen					0.29	0.25	2.58	0.01	22
StrS participation					1.00	0.00	4.69	0.00	22
StrS flow pattern					1.00	0.00	5.86	0.00	22
StrS lumen					0.57	0.21	4.69	0.00	22
SSS participation					1.00	0.00	4.69	0.00	22
SSS flow pattern					1.00	0.00	6.02	0.00	22
SSS lumen					1.00	0.00	4.69	0.00	22
Cortical veins (participation)					1.00	0.00	6.21	0.00	22
Therapeutic strategy					0.91	0.09	4.87	0.00	22
Transvenous approach					0.76	0.11	5.73	0.00	22

Abbreviations

DSA = digital subtraction angiography, MRI = magnetic resonance imaging, AOE = A. occipitalis externa, AMM = A. meningea media, AAP = A. auricularis posterior, APharAsc = A. pharyngea ascendens, ATent = A. tentorii, AMP = A. meningea posterior, VA = vertebral artery, BJV = bulb of jugular vein, SigS = sigmoid sinus, TrS = transverse sinus, CS = confluence of sinuses, StrS = straight sinus, SSS = superior sagittal sinus

(Tabelle aus [21], Abdruck mit freundlicher Genehmigung des Verlags)

Zusätzlich konnte in einer detaillierten Analyse gezeigt werden, dass die MRT der DSA nicht nur gleichwertig in Bezug auf die Detektionsrate und korrekte Fistelklassifizierung ist und diese bei der Initialdiagnose und der Verlaufskontrolle lateraler DAVF ersetzen kann, sondern bei der Therapieplanung methodische Schwächen der DSA kompensieren kann und als komplementäre diagnostische Modalität eine ideale Ergänzung zur DSA darstellt.

Wie die Daten in Tabelle 4 zeigen, ist die DSA der MRT bei der Detektion der arteriellen Feeder überlegen. [Tabelle 4] Die MRT bietet hingegen substantielle Vorteile bei der Evaluation des venösen Schenkels einer DAVF und ermöglicht so eine bessere Abschätzung des Risikos eines venösen Gefäßverschlusses und der Machbarkeit einer transvenösen Sondierung. [Tabelle 4]

Die im Fistelprotokoll enthaltene 3D ce-MRA bildet die anatomische Beziehung des Fistelnetzwerks zu anderen Strukturen mit erstaunlicher Genauigkeit ab. Aufgrund seiner hohen räumlichen Auflösung ermöglicht diese Sequenz eine detaillierte Analyse des Fistelnetzwerks, was bei der Behandlungsplanung hilfreich sein kann.

[Abbildung 1]

Abbildung 1   Fistelnetzwerk in der DSA und MRA

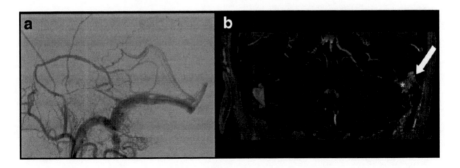

Anatomische Darstellung des Fistelnetzwerks - a) DSA, linke ACE, Seitansicht: In der DSA schwierige Abgrenzung des Fistelnetzwerks gegenüber dem Sinuslumen durch Projektionseffekte (Summationsbild). b) 3D ce-MRA - coronare MIP: Die ce-MRA zeigt das Fistelnetzwerk (Pfeil) lateral des Sinuslumens (*) mit einer hohen Genauigkeit (Gleicher Patient wie a)

(Abbildung aus [21], Abdruck mit freundlicher Genehmigung des Verlags)

Zwei methodische Schwächen der DSA konnten von uns in der detaillierten Analyse herausgearbeitet werden:

Das Phänomen des „iatrogenen Fistelupgrades" in der DSA

Selektive Kontrastmittelinjektionen in der DSA ermöglichen zwar eine detaillierte Darstellung der arteriellen Feeder einer DAVF, können aber die Hämodynamik im venösen Schenkel der Fistel verfälschen: Bei der Analyse der superselektiven DSA-Serien konnten wir mehrfach das Phänomen einer iatrogenen venösen Flußumkehr beobachten. Dieses trat immer dann auf, wenn die Injektion mit hohem Druck in einem kleinen arteriellen Feeder durchgeführt wurde, was zu einem kurzen retrograden Flussmuster im angrenzenden Sinuskompartiment führte. Das gleiche Sinuskompartiment zeigte jedoch sowohl in der TRICKS-MRA als auch in den anderen, nicht selektiven DSA-Serien eine antegrade Strömungsrichtung. [Abbildung 2]

Die korrekte Bewertung der DAVF ist in der DSA daher nur möglich, wenn mindestens mehrere, nicht selektive und unter moderatem Druck injizierte Bildserien angefertigt werden, um ein falsches Upgrade der Fistel in der Cognard-Klassifizierung zu vermeiden.

Eine korrekte Darstellung des venösen Flussmusters der DAVF erfordert zudem ausreichend lange Bildserien, um die späte Phase des venösen Abflusses im Sinus und den Halsvenen darzustellen. Dies geht mit einer nicht unerheblichen Strahlenexposition einher.

Der TRICKS-MRA ermöglicht hingegen die Visualisierung der subtilen Wechselwirkungen hämodynamischer Druckgradienten in den venösen Gefäßen, ohne diese durch einen künstlichen Druckanstieg zu verfälschen. [Abbildung 2]

Abbildung 2   Iatrogener Fistelupgrade in der DSA

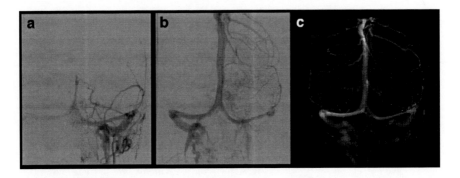

Iatrogener Fistelupgrade in der DSA - a) DSA, linke ACE, Frontalansicht: Superselektive Injektion von Kontrastmittel in die linke Arterie carotis externa mit hohem Druck führt zu einem retrograden Flußmuster im linken Sinus transversus. b) DSA, linke ACC, Frontalansicht: Nicht-selektive Injektion von Kontrastmittel in die linke Arteria carotis communis zeigt ein antegrades Flußmuster im linken Sinus transversus; gleicher Patient wie 2 a&c. c) TRICKS-MRA – coronare Ansicht: Die TRICKS-MRA zeigt ein antegrades Flußmuster im linken Sinus transversus, gleicher Patient wie 2 a&b

(Abbildung aus [21], Abdruck mit freundlicher Genehmigung des Verlags)

Das Phänomen der „hämodynamischen Pseudoocclusion" in der DSA

Eine weitere methodische Schwäche der DSA wurde in der detaillierten Analyse deutlich: Immer, wenn sich der Druckgradient entlang eines venösen Gefäßes Null annähert, wird dieses in der DSA nicht kontrastiert. DSA zeigt somit eine "hämodynamische Pseudookklusion", die nicht von einer echten Sinusokklusion unterschieden werden kann. Dies schränkt die Verwendbarkeit der DSA hinsichtlich der morphologischen Interpretation des Sinuslumens im Hinblick auf die Frage nach der Machbarkeit einer transvenösen Sondierung deutlich ein. [Abbildung 3]

Im Gegensatz dazu ermöglicht die MRT durch Kombination von TRICKS- und ce-MRA eine hervorragende Bewertung der Flussrichtung und der Durchgängigkeit der intracraniellen Sinus und Venen.

Abbildung 3   Hämodynamische Pseudookklusion in der DSA

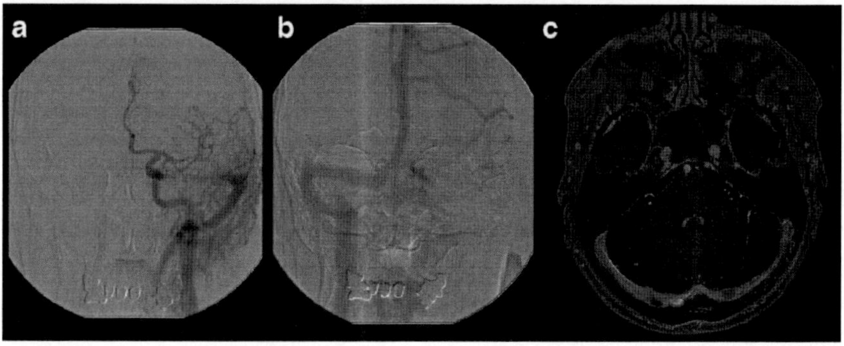

„Hämodynamische Pseudookklusion" in der DSA – a) DSA, linke ACC, Frontalansicht (frühe Phase): Die Serie über die linke Arteria carotis communis zeigt ein antegrades Flußmuster im linken Sinus sigmoideus, gleichzeitig fehlende Kontrastierung des linken Sinus transversus. b) DSA, linke ACC, Frontalansicht (späte Phase): Die gleiche Serie zeigt in der späten Phase ein antegrades Flußmuster in den rechts hemiphäralen Sinuskompartimenten, wiederum fehlende Kontrastierung des linken Sinus transversus, gleicher Patient wie 3 a&c. c) 3D ce-MRA, transversale MIP: die ce-MRA zeigt die erhaltene Durchgängigkeit des Lumens im linken Sinus transversus und erlaubt so die sichere Differenzierung zwischen einem echten anatomischen Sinusverschluß und einer hämodynamischen Pseudookklusion, gleicher Patient wie 3 a&b

(Abbildung aus [21], Abdruck mit freundlicher Genehmigung des Verlags)

In der abschließenden vergleichenden Bewertung wurde die DSA als beste Methode zur Identifizierung der arteriellen Feeder (95,5%) und zur Planung der arteriellen Embolisation (95,5%) angesehen.

Die MRT wurde jedoch als besser geeignet erachtet, die fisteldrainierenden Sinussegmente (81,8% MRT) zu bewerten und über die Machbarkeit einer transvenösen Sondierung zu entscheiden (59,1% MRT).

Gerade die TRICKS-MRA bietet die beste Übersicht über das intrakranielle venöse Drainagemuster in der Zusammenschau (63,6% TRICKS-MRA) und die venöse Anatomie des Halses (81,8% TRICKS-MRA). [Tabelle 5]

Die Kombination von DSA und MRT wurde in 86,4% der Fälle als am besten geeignet erachtet, die Therapiestrategie festzulegen. [Tabelle 5]

Tabelle 5   Vergleich DSA & MRA   Zusammenfassung

	DSA		TRICKS		ce-MRA		MRI total		DSA equal to MRI		DSA + MRI combination		None	
	n	%	n	%	n	%	n	%	n	%	n	%	n	%
Identification of arterial feeders	21	95.5	0	0	0	0	0	0	0	0	1	4.5	0	0
Evaluation of the sinus	0	0	0	0	1	4.5	18	81.8	3	13.6	0	0	0	0
Intracranial drainage pattern	0	0	14	63.6	0	0	4	18.2	4	18.2	0	0	0	0
Cervical drainage pattern	0	0	18	81.8	0	0	1	4.5	3	13.6	0	0	0	0
Decision on transvenous approach	0	0	0	0	6	27.3	13	59.1	3	13.6	0	0	0	0
Planning of arterial approach	21	95.5	0	0	0	0	0	0	0	0	1	4.5	0	0
Decision on therapeutic strategy	0	0	0	0	0	0	1	4.5	2	9.1	19	86.4	0	0

Abbreviations
DSA = digital subtraction angiography, TRICKS = time-resolved imaging of contrast kinetics, ce-MRA = contrast-enhanced magnetic resonance angiography, MRI = magnetic resonance imaging

(Tabelle aus [21], Abdruck mit freundlicher Genehmigung des Verlags)

Die DSA als bisher alleiniger bildgebender Goldstandard bei der DAVF-Therapieplanung wurde durch diese Publikation durch die Empfehlung zur

Verwendung einer Kombination aus DSA und MRT mit speziellem Fistelprotokoll abgelöst. Diese in der Veröffentlichung explizit formulierte Feststellung dient der Qualitätssicherung bei der Therapieplanung und kann dazu beitragen die Patientensicherheit und den Therapieerfolg durch optimierte Planung im Vorfeld der Intervention zu verbessern.

Die Veröffentlichung der Feststellung, dass die MRT die Graduierung einer DAVF im kritischen Grenzbereich zwischen den Typen Cognard IIa und Cognard II a+b zuverlässig vornehmen kann, eröffnet der MRT als Methode neue Möglichkeiten.

Schon in der Erstdiagnostik, insbesondere aber beim Monitoring von Patienten mit nicht -behandelten niedriggradigen DAVF steht nun eine wissenschaftlich fundiert evaluierte, nicht-invasive Bildgebungsmodalität zur Verfügung. Auf die separate Durchführung einer zweizeitigen, rein diagnostischen DSA zur Interventionsplanung kann in einem Teil der Fälle verzichtet werden. Die notwendige DSA-Darstellung der arteriellen Feeder der Fistel kann in diesen Fällen in gleicher Sitzung mit der eigentlichen Intervention durchgeführt werden, was dem Patienten einen zusätzlichen stationären Krankenhausaufenthalt, die Risiken einer wiederholte Leistenpunktion und Gefäßsondierung, sowie einen Teil der Strahlenbelastung erspart.

Für Patienten mit unter Überwachung konservativ geführten niedriggradigen Fisteln oder auch bei Patienten mit Status nach endovaskulärer Therapie muss jede Änderung der klinischen Symptomatik Anlass zur Re-Evaluation des Befundstatus sein. Die MRT als im Vergleich zur DSA schnell und risikoarm zur Verfügung stehende Methode kann die Patientensicherheit und den Patientenkomfort hier wesentlich erhöhen.

4.2. Arbeit 2

Zur Rolle potentieller Komplikationen bei der transarteriellen Onxy-Embolisation durch intra-/extracranielle Kollateralen mit Empfehlungen für das periprozedureale Monitoring bei transarteriellen Embolisationsprozeduren

ERSTAUTORENSCHAFT, FALLBERICHT, VERÖFFENTLICHT IN RÖFO: FORTSCHRITTE AUF DEM GEBIET DER RÖNTGENSTRAHLEN UND BILDGEBENDEN VERFAHREN, [24], IMPACT FACTOR 2013: 1.961

Ertl LM, Stangl R, Fesl G. Asystole in endovascular procedure for juvenile nasopharyngeal fibroma Rofo. 2013 Aug;185(8):764-6

Endovaskuläre Eingriffe in den Versorgungsgebieten der Carotiden stellen ein nicht unbeträchtliches Risiko für den Patienten dar. Neben der direkten Gefährdung durch Schlaganfall oder Gefäßverletzung dürfen auch Interventionen in auf den ersten Blick unkritischen Gefäßendstrecken nur bei genauer Kenntnis der Anatomie und potentieller Komplikationen durchgeführt werden.

Wir berichteten über den Fall eines 12-jährigen Jungen ohne weitere Vorerkrankungen, bei dem während der cervicalen Onxy-Embolisation eines juvenilen Nasen-Rachen-Fibroms eine Asystolie auftrat.

Bei dem Patienten wurde nach interdisziplinärer Indikationsstellung (HNO, Neuroradiologie) eine endovaskuläre Embolisation mit Onyx ® zur Devaskularisation des Tumors vorgenommen. In den diagnostischen Serien der DSA zeigte sich eine Versorgung des 2,0 x 2,7 x 3,3 cm (a.p. x l.r. x c.c.) großen Fibroms im Nasopharynx aus mehreren Ästen der rechten Arteria maxillaris. Als hauptversorgende Arterie wurde die A. sphenopalatina identifiziert. [Abbildung 4]

In diese wurde ein Mikrokatheter platziert und eine zunächst problemlose Embolisation mit Coils und Onyx ® durchgeführt. [Abbildung 5] In den Kontrollserien zeigte sich eine weitgehende Ausschaltung des Tumor-Blushes, allerdings verblieb ein kleinerer vaskularisierter Fibromanteil mit Versorgung aus einem proximalen Ast der A. meningea media. [Abbildung 6] Letzterer konnte wiederum gut mit dem Mikrokatheter sondiert werden. [Abbildung 7]

Abbildung 4	Abbildung 5	Abbildung 6
Embolisation eines junvenilen Nasen-Rachen-Fibroms	Embolisation eines junvenilen Nasen-Rachen-Fibroms	Embolisation eines junvenilen Nasen-Rachen-Fibroms
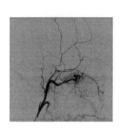	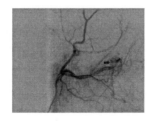	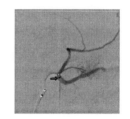
Ausgangsbefund	*Zwischenergebnis*	*Zwischenergebnis*
Diagnostikkatheter in der rechten ACE. Tumorblush (Kreis) vornehmlich aus der A. sphenopalatina.	*Serie über den Führungskatheter in der rechten ACE. Tumorblush aus der A. sphenopalatina nach Coiling & Onyx-Embolisation deutlich reduziert. Mikrokatheter (Pfeil) in A. sphenopalatina.*	*Serie über Mikrokatheter an Verzweigungsstelle A. sphenopalatina / A meningea media. Persistierendes Blushphänomen des apicalen Tumoranteils aus einem proximalen Ast der A. meningea media.*

Abbildung 7   Embolisation eines junvenilen Nasen-Rachen-Fibroms

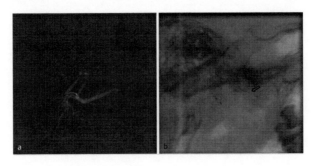

Position des Mikrokatheters (Pfeil) im Feedergefäß bei zweiter Onyx-Embolisation (proximaler Ast der A. meningea media). Asystolie bei Beginn der DMSO-Injektion.

(Abbildungen 4-7 aus [24], Abdruck mit freundlicher Genehmigung des Verlags)

Unmittelbar nach Beginn der Injektion (< 0,1 ml), des für die Onyx ® -Embolisation notwendigen Lösungsmittels Dimethyl Sulfoxit (DMSO) kam es zu einer Asystolie. Unter sofort eingeleiteten mechanischen cardiopulmonalen Reanimationsmaßnahmen und i.v.-Gabe von 0.5 mg Atropin konnte nach einer Minute wieder ein Sinusrhythmus mit stabilen Kreislaufverhältnissen hergestellt werden. Der weitere Interventionsverlauf war komplikationslos. Der Patient trug – bei gutem postinterventionellem Lokalbefund – keine Folgeschäden davon.

Onyx ® besteht aus einem in Dimethyl Sulfoxit (DMSO) gelöstem Gemisch aus Ethylen-Vinylalkohol-Copolymer (EVOH) und Tantalpuder. Aufgrund seiner Flusseigenschaften eignet sich Onyx ® insbesondere für die Versorgung stark vaskularisierter Tumore (z.B. Angiome). Tierversuche weisen auf eine potentielle Angio- und Neurotoxizität des Lösungsmittels DMSO hin. [15, 36] Allerdings ist die applizierte Dosis selbst bei der Versorgung großer Angiome nicht ausreichend, um eine systemisch-toxische Wirkung zu entfalten. [2]

Dennoch werden bei der intravasalen Applikation von Onyx ® / DMSO immer wieder vasovagale Komplikationen bis hin zur Asystolie beschrieben. Typischerweise sind diese dosisunabhängig und treten unmittelbar nach Beginn der Injektion auf. [2]

Vermutete Ursache ist eine direkte Wirkung des Lösungsmittels DMSO auf den N. trigeminus mit Aktivierung des sog. „Trigeminocardialen Reflexbogens" (TCR). Die sensorischen Afferenzen des N. trigeminus ziehen über das Ganglion Gasseri zum sensorischen Trigeminuskern und von dort aus weiter über die kurzen internukleären Fasern der Formatio reticularis. Über diese erfolgt eine Verschaltung auf den motorischen Kern des N. vagus, der den Ausgangspunkt für den efferenten Schenkel der Reflexbogens darstellt. Letzterer erstreckt sich u.a. bis zum Sinusknoten. [52]

Die Stimulation eines (beliebigen) sensorischen Astes des N. trigeminus kann demnach eine plötzlich einsetzende Dysrhythmie, Hypotension, Apnoe und/oder gastrale Hypermotilität bewirken. Typischerweise ist der TCR bei Kindern stärker ausgeprägt als bei Erwachsenen und spricht gut auf Atropin an. Eine Reflexverstärkung durch Hypoxämie und Hypercapnie wurde beobachtet. [52]

Bei unserem 12-jährigen Jungen trat die Asystolie unmittelbar nach Injektion von DMSO in den Ast der Arteria meningea media auf. Diese gibt in ihrem weiteren Verlauf u.a. zahlreiche kleine Äste zum Ganglion Gasseri ab. Trotz des geringen Gesamtinjektionsvolumens (<1 ml) war der durch DMSO vermittelte lokale chemische Reiz ausreichend für eine fulminante Aktivierung des TCR.

Da den behandelnden Neurointerventionalisten eine solche mögliche Wirkung von DMSO in diesem Versorgungsgebiet bekannt war, wurden bereits vor der

Intervention entsprechende anästhesiologische Vorsichtsmaßnahmen (Überwachung / Bereithalten von Atropin) vorgenommen. Durch die sofort eingeleiteten erfolgreichen Gegenmaßnahmen konnte eine Folgeschädigung des Patienten verhindert werden.

Daraus ergibt sich, dass interventionell-radiologische Eingriffe in den supraaortalen Gefäßen mit einem erhöhten Risikoprofil behaftet sind und nur unter genauer Kenntnis der Anatomie und potenzieller Komplikationen durchgeführt werden sollten. Desweiteren sollten neurointerventionelle Eingriffe im Allgemeinen nur unter adäquatem Monitoring und ggf. anästhesiologischer Begleitung durchgeführt werden.

Die Veröffentlichung dieses Fallberichts im offiziellen Organ der Deutschen & Österreichischen Röntgengesellschaft leistete einen Beitrag zur Definition eines Qualitätsstandards für die Durchführung neurointerventioneller Eingriffe.

4.3. Arbeit 3

Zur Therapierationale im Kollektiv niedrig- bis intermediärgradiger LDAVF

(Typ Cognard °I-IIb)

ERSTAUTORENSCHAFT, ORIGINALARBEIT, VERÖFFENTLICHT IM JOURNAL OF NEUROSURGERY, [20], IMPACT FACTOR 2019: 3.443

Ertl L, Brückmann H, Kunz M, Crispin A, Fesl G Endovascular therapy of low- and intermediate-grade intracranial lateral dural arteriovenous fistulas: a detailed analysis of primary success rates, complication rates, and long-term follow-up of different technical approaches. J Neurosurg. 2016 Apr 29:1-8

Ein wichtiger Meilenstein bei der Verbesserung neurovaskulärer Verfahren war die Entwicklung weicher, kathetermontierter Ballone, die nach Aufblasen wieder deflatiert und entfernt werden konnten („Compliant-Ballone"). Die Methode diese Ballone für die endovaskuläre Fisteltherapie zu nutzen, wurde von Mitarbeiter/innen der Abteilung für Neuroradiologie am Klinikum Großhadern mitentwickelt und in vorliegender Arbeit evaluiert.

Wir führten eine retrospektive Analyse der Komplikationsrate und des Primär- & Langzeiterfolgs verschiedener Herangehensweisen bei der endovaskulären Therapie in einem Kollektiv von 36 Patienten mit niedrig- bis intermediärgradigen duralen AV-Fisteln vom lateralen Typ (LDAVF Typ Cognard °I-IIb) durch.

Hauptunterscheidungsmerkmal war die Wahl eines sinusverschließenden versus eines sinuserhaltenden Therapieansatzes unter Verwendung eines Compliant-Ballons.

Abbildung 8 8 zeigt das Prinzip der Herangehensweise: der Ballonkatheter wird im natürlichen Lumen des fisteltragenden Sinuskompartiments platziert und während der transarteriellen Onyx ® -Embolisation temporär mit NaCl inflatiert. [Abbildung 8]

Abbildung 8   Prinzip der CSPE

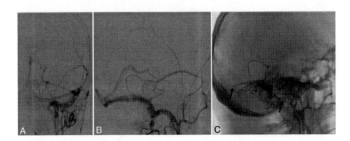

Digitale Subtraktionsangiographie (DSA) einer LDAVF vom Typ Cognard IIa+b – A&B: Ausgangsbefund vor CSPE, Serien über die linke Arteria carotis externa, frontale und seitliche Ansicht. C: Seitansicht nach CSPE: perisinusoideale Onyx-Plombe nach transarterieller Embolisation, der deflatierte Compliant-Ballon befindet sich noch im Sinuslumen (distale und proximale Ballonenden mit Pfeilen markiert).

(Abbildung aus [20], Abdruck mit freundlicher Genehmigung des Verlags)

Dies ermöglicht einen Verschluss der Fistel ohne Verschleppung des Embolisats in den venösen Schenkel. Nach Aushärten des Flüssigklebers wird der Ballon wieder deflatiert und entfernt. Das natürliche Sinuslumen kann durch diese kombiniert transarteriell - transvenöse sinuserhaltende Embolisation (nachfolgend „combined sinus preserving embolisation", CSPE) erhalten und die ursprüngliche physiologisch-venöse Drainage wiederhergestellt werden. [Abbildung 9]

Abbildung 9 Therapieergebnis nach CSPE

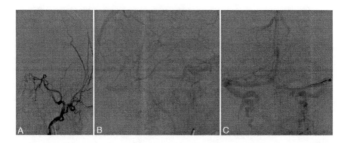

Digitale Subtraktionsangiographie (DSA) nach CSPE einer LDAVF vom Typ Cognard IIa+b, gleicher Patient wie in ABB1 - A: Die frontale Serie über die linke Arteria carotis externa zeigt einen definitiven Fistelverschluß. B: die laterale Serie über die linke Arteria carotis communis zeigt einen antegraden Fluß in der Vena Labbé. C: eine frontale Serie über die linke Arteria carotis communis zeigt sowohl im Sinus transversus, als auch im Sinus sigmoideus ein physiologisches antegrades Flußmuster.

(Abbildung aus [20], Abdruck mit freundlicher Genehmigung des Verlags)

Während in ersterem Kollektiv eine höhere Rate an definitiven Fistelokklusionen erzielt werden konnte, zeichneten sich die sinuserhaltenden Therapievarianten durch ein exzellentes Risikoprofil mit signifikant niedrigerer Komplikationsrate bei guten primären Erfolgsraten aus. [Tabelle 6] Im Kollektiv der niedrig- bis intermediären LDAVF ist demnach immer einem sinuserhaltenden Verfahren der Vorzug zu geben.

Tabelle 6   Primäre Erfolgsraten

Variable	Definite Occlusion*	Cognard Classification (%) I	IIa	IIa+b	IIb
SO (n = 15)					
Prior to treatment	—	3 (20)	5 (33)	4 (27)	3 (20)
After treatment	14 (93)	1 (7)	—	—	—
SP (n = 21)					
Prior to treatment	—	8 (38)	8 (38)	2 (10)	3 (14)
After treatment	15 (71)	4 (19)	2 (10)	—	—

(Tabelle aus [20], Abdruck mit freundlicher Genehmigung des Verlags)

Wir konnten zeigen, dass auch ein partieller Fistelverschluss ein sinnvolles Therapieergebnis darstellt, solange das primäre Therapieziel - die prophylaktische Verhinderung einer intracraniellen Blutung - durch eine Herabstufung der LDAVF von einem intermediären (Cognard > °IIa) auf einen niedrigen Fistelgrad (≤ Cognard ° IIa) erreicht werden kann.

Dass ein partieller Fistelverschluss ein adäquates Therapieziel darstellt, gilt umso mehr als wir mit Arbeit 1 belegen konnten, dass die MRT eine reliable, nicht-invasive Methode zum Monitoring behandelter Patienten mit niedriggradigen DAVF darstellt. Ein sekundäres Upgrade und damit die Notwendigkeit einer Re-Intervention wird durch die MRT zuverlässig erkannt.

Bei einer dokumentierten Komplikationsrate von 0% im sinuserhaltend behandelten Kollektiv kann die endovaskuläre Therapie durch Embolisation unter temporärer Ballonprotektion auch Patienten mit einer niedriggradigen, nicht blutungsgefährden DAVF empfohlen werden.

Die Rücklaufquote der Interviewbögen bezüglich des Langzeiterfolges war hoch und gleichmäßig auf beide Gruppen verteilt (jeweils 67%). [Tabelle 7]

Tabelle 7 Langzeitverlauf Metadaten

Group	Return Rate (%)	Follow-Up (mos)	
		Mean	Range
SO	10/15 (66.66)	90.40	49–134
TVE	3/3 (100.0)	91.67	76–108
CSOE	7/12 (58.33)	89.14	49–134
SP	14/21 (66.66)	53.34	11–136
TAE	7/10 (70.0)	71.29	31–136
CSPE	7/11 (63.63)	35.43	11–47

(Tabelle aus [20], Abdruck mit freundlicher Genehmigung des Verlags)

Mit Ausnahme eines während des Beobachtungsintervalls verstorbenen Patienten in der durch Sinusverschluß („sinus occluding", SO) behandelten Gruppe, gaben alle Befragten in beiden Gruppen einen subjektiven Nutzen der Behandlung für ihren Gesundheitszustand an. Unsere Daten darauf hin, dass die endovaskuläre Behandlung einer DAVF - unabhängig von der Art des technischen Ansatzes – mit hoher Wahrscheinlichkeit für den Patienten vorteilhaft ist. [Tabelle 8]

Tabelle 8   Langzeitverlauf Ergebnisse

Symptom	Before Treatment (%)	After Treatment (%)	Worse	Equal	Better
Cognitive deficits					
SO (n = 10)	1/10 (10)	1/10 (10)	—	1	—
SP (n = 13)	0/13 (0)	1/13 (7.69)	1	—	—
Chronic headache					
SO (n = 9)	2/9 (22.22)	1/9 (11.11)	1	—	2
SP (n = 13)	1/13 (7.69)	0/13 (0)	—	—	1
Pulsatile tinnitus					
SO (n = 9)	9/9 (100)	2/9 (22.22)	—	2	7
SP (n = 13)	13/13 (100)	2/13 (15.38)	—	2	11
Vertigo					
SO (n = 9)	2/9 (22.22)	0/9 (0)	—	—	2
SP (n = 13)	2/13 (15.38)	1/13 (7.69)	—	1	1
Overall tendency					
SO (n = 10)				1/10	9/10
SP (n = 13)					13/13

(Tabelle aus [20], Abdruck mit freundlicher Genehmigung des Verlags)

Die Publikation unserer Ergebnisse leistet einen Beitrag zur Qualitätssicherung neurointerventioneller Verfahren durch die retrospektive Analyse der Erfolgs- und Komplikationsraten unterschiedlicher technischer Ansätze und diente dazu, den in unserer Institution mitentwickelten und mit nun dokumentiertem Erfolg eingesetzten CSPE-Ansatz in der Fachwelt publik zu machen.

Zusätzlich kann die die Indikationsstellung zur Behandlung von Patienten im Kollektiv der niedriggradigen DAVF vom lateralen Typ nur aufgrund subjektiv störender Symptome klarer gefasst werden: eine endovaskuläre Behandlung dieses Fisteltyps führt - bei einer sehr geringen Komplikationsrate - mit einer hohen Wahrscheinlichkeit zu einer langfristigen und nachhaltigen Verbesserung der Lebensqualität der Patienten, wenn sie in einem hierfür spezialisierten Zentrum unter Verwendung eines CSPE-Ansatzes durchgeführt wird. Die Indikation kann also dementsprechend weit gefasst werden.

4.4. Arbeit 4

Zur Therapierationale im Kollektiv direkter CCF

(CCF Barrow A)

ERSTAUTORENSCHAFT, ORIGINALARBEIT, VERÖFFENTLICHT IN PLOS ONE, [23]

IMPACT FACTOR 2019: 2.740

Ertl L, Brückmann H, Patzig M, Fesl G Endovascular Therapy of Direct Dural Carotid Cavernous Fistulas - A Therapy Assessment Study Including Long-Term Follow-Up Patient Interviews PLoS One. 2019 Oct 17;14(10)

Direkte Carotis-Cavernosus-Fisteln (Barrow A) sind direkte Shuntverbindungen durch die Wand der Arteria carotis interna zum Sinus cavernosus mit hohem Flußvolumen und meist verusacht durch ein Schädelhirntrauma, die Ruptur eines Aneurysmas oder eine iatrogene Gefäßverletzung.

Die endovaskuläre Therapie hat sich im Laufe der Jahre als Methode der Wahl für diese Läsionen etabliert. Die vorhandene Literatur zum Behandlungserfolg beschränkt sich aber zumeist auf die Betrachtung der angiographischen Ergebnisse und berichtet über ein Nachbeobachtungsintervall von maximal vier Jahren.

In einer retrospektiven Analyse von 25 Patienten, die im Zeitraum von 01/1999 bis 08/2018 im Klinikum Großhadern endovaskulär wegen einer direkten CCF (Barrow A) behandelt wurden, wurden der primäre Therapieerfolg, die Komplikationsrate und die subjektive Zufriedenheit der Patienten mit dem langfristigen Behandlungsergebnis untersucht. Letztere ermittelten wir mithilfe standardisierter Interviewbögen.

Im Vergleich zu anderen Studien (6 Monate [49], 17.3 Monate [48], 20 Monate [32], 3.8 Jahre [19], 4.4 Jahre [7] war der von uns ausgewertete Zeitraum wesentlich länger. Das mittlere Nachbeobachtungsintervall unserer Studie betrug 11 Jahre (2–18 Jahre) für Beurteilung des langfristigen Therapieerfolgs.

Die Okklusionsrate in der letzten bildgebenden Nachuntersuchung betrug 96% (24/25 Patienten). Die Komplikationsrate betrug 8% (2/25).

Wir beobachteten eine beträchtliche Rate an frühen Therapieversagern im Kollektiv der Patienten, deren Fistel in erster Sitzung durch einen ablösbaren Ballon im Sinus cavernosus behandelt worden war. Ursache hierfür war in erster Linie ein sekundärer Druckverlust des inflatierten Ballons (62%, 8/13 Patienten). [Tabelle 9]

Tabelle 9   Reintervention bei primärem Therapieversagen

ID	Etiology	Course	Time interval first to last treatment session (d)	Mid-term result
#3	Head injury	(1) DOB + Stent → fistula recurrence (2) TVC → Downgrading with minimal residual AV-shunt	6	CO
#4	Head injury	(1) TAC → fistula recurrence (2) TVC → complete occlusion	40	CO
#12	Head injury	(1) DOB → fistula recurrence (2) DOB → complete occlusion	2	CO
#16	Head injury	(1) DOB → fistula recurrence (2) DOB → complete occlusion	42	D
#17	Head injury	(1) DOB → Patient immediately developed ptosis, mydriasis and massive left sided headache → DOB removed → no permanent morbidity (2) Covered stent → fistula recurrence (2) Stent adjusted by remodelling balloon → complete occlusion	42	CO
#18	Ruptured ICA aneurysm	(1) DOB → fistula recurrence (2) DOB → complete occlusion	3	CO
#21	Head injury	(1) DOB → fistula recurrence (2) DOB → complete occlusion	8	CO
#22	Head injury	(1) DOB → fistula recurrence (2) DOB → fistula recurrence (2) DOB → complete occlusion	14	CO
#23	Ruptured ICA aneurysm	(1) Covered stend → stentangioplasty of a ruputured intracavernous ICA-aneurysm → downgrading (2) TVC → complete occlusion	2	CO
#24	Head injury	(1) Covered stent → downgrade (2) Covered stent → downgrade (2) TVC → complete occlusion	49	CO
#25	Head injury	(1) DOB → fistula recurrence (2) TVC → Complete occlusion	19	CO
			Median 14 (2–49)	

Abbreviations: DOB = detachable occlusion balloon, TVC = transvenous coiling, AV = arteriovenous, TAC = transarterial coiling, ICA = internal carotid artery, FDS = Flow-diverter Stent, CO = Complete occlusion, D = Downgrade

https://doi.org/10.1371/journal.pone.0223488.t003

(Tabelle aus [23], Open Access - Publikation)

Zudem konnten wir zeigen, dass sich eine direkte CCF, die in der ersten Sitzung zwar nicht komplett ausgeschaltet, aber in ihrem Fistelfluss doch deutlich gehemmt werden kann, in den folgenden Wochen häufig noch sekundär spontan verschließt (75%, 3/4 Fälle). [Tabelle 10]

Tabelle 10   Primärer Therapieerfolg & verwendetes Material

Material	n	Primary interventional occlusion	Primary interventional downgrading with secondary occlusion	Primary interventional downgrading with unchanged residual AV-shunt
Coils only	1	1/1 (100%)	-	-
DOB only	12	11/12 (92%)	-	1/11 (8%) → patient # 16
Combined materials				
DOB / Stent / RB	1	1/1 (100%)	-	-
DOB / Stent / Coils	2	1/2 (50%)	1/2 (50%) → patient # 3	-
DOB / Stent / Coils / RB	1	1/1 (100%)	-	-
DOB / Coils / Onyx / DOB / RB	1	-	1/1 (100%) → patient # 19	-
Coils / Stent	1	1/1 (100%)	-	-
Coils / Covered Stent	1	-	1/1 (100%) → patient # 23	-
Coils / RB	1	1/1 (100%)	-	-
Coils / Covered Stent / RB	2	2/2 (100%)	-	-
Coils / Stent / RB	1	1/1 (100%)	-	-
Coils / Onyx / RB	1	1/1 (100%)	-	-
Total	25			

Abbreviations: DOB = Detachable occlusion balloon, RB = Remodelling balloon (temporary)

https://doi.org/10.1371/journal.pone.0223488.t002

(Tabelle aus [23], Open Access - Publikation)

Wir konnten zeigen, dass die endovaskuläre Behandlung einer dCCF eine hochwirksame Behandlungsmethode ist, die in den allermeisten Fällen zu einem sofortigen Therapieerfolg führt.

Ein Therapieversagen manifestiert sich in der Regel schnell durch trotz Behandlung kontinuierlich persistierender oder innerhalb eines mittleren Zeitintervalls von 14 Tagen nach dem ersten Eingriff früh wiederauftretender Symptomatik. Ist diese kritische Phase vorüber, konnten wir zeigen, dass der erzielte Therapieerfolg sehr nachhaltig und über das bis zu 18 Jahre dauernde Beobachtungsintervall stabil ist.

[Tabelle 11]

Tabelle 11   Genesungsraten im Langzeitverlauf

ID	Chemosis, Exophthalmos, Retroorbital pain, Ophthalmoplegia		Diminished visual acuity		Pulsatile Tinnitus		Headache		Vertigo	
	Prior to the intervention	Current state	Prior to the intervention	Current state	Prior to the intervention	Current state	Prior to the intervention	Current state	Prior to the intervention	Current state
#1	+	+	-	-	+	-	-	-	-	-
#2	-	-	-	-	-	-	-	-	-	-
#3	+	+	+	+	-	-	-	-	-	+
#4	+	+	+	+	+	-	-	-	+	+
#5	+	-	+	-	+	-	+	-	-	-
#6	(not included)									
#7	-	-	+	-	+	-	+	+	+	-
#8	+	-	+	-	+	-	+	-	+	-
#9	-	-	-	+	+	+	+	-	+	+
#10	+	-	+	-	-	-	+	-	-	-
#11	+	-	+	-	-	-	-	-	-	-
#12	+	-	+	-	+	-	+	+	-	-
#13	+	-	+	-	+	-	-	-	-	-
#14	(not included)									
#15	(not included)									
#16	+	-	+	-	+	-	+	-	-	-
#17	+	-	+	-	+	+	+	+	-	-
#18	+	+	+	+	+	+	+	+	+	+
#19	(not included)									
#20	-	-	-	-	-	-	-	-	-	-
#21	+	-	+	-	-	-	+	-	-	-
#22	+	-	+	+	N/A	-	+	+	+	+
#23	+	-	+	+	-	-	+	-	-	-
#24	+	-	+	+	-	-	N/A	N/A	N/A	N/A
#25	+	-	+	-	-	-	-	-	-	-
	17/21	4/21	17/21	7/21	11/21	3/21	13/21	5/21	6/21	5/21
	Recovery rate: 13/17 (76%)		Recovery rate: 10/17 (58%)		Recovery rate: 8/11 (72%)		Recovery rate: 8/13 (61%)		Recovery rate: 1/6 (17%)	

+ = symptomatic, — = not symptomatic

https://doi.org/10.1371/journal.pone.0223488.t006

(Tabelle aus [23], Open Access - Publikation)

Die vorliegende Arbeit erweitert die Evidenz zur Auswahl des geeigneten Verfahrens und der Materialwahl bei der endovaskulären Versorgung direkter Carotis-Cavernosus-Fisteln und gibt eine Orientierungshilfe für die Gestaltung der bildgebenden Nachkontrollintervalle.

4.5. Arbeit 5

Zur Therapierationale im Kollektiv indirekter CCF

(CCF Barrow B-D)

ERSTAUTORENSCHAFT, ORIGINALARBEIT, VERÖFFENTLICHT IN PLOS ONE, [22]

IMPACT FACTOR 2019: 2.740

Ertl L, Brückmann H, Patzig M, Dorn F, Fesl G Patient Reported Long-Term Outcome After Endovascular Therapy of Indirect Dural Carotid Cavernous Fistulas PLoS One. 2020 Apr 10;15(4)

Während eine CCF vom Typ A eine direkte arteriovenöse Shuntverbindung darstellt, liegt bei einer CCF Typ B-D (indirekte CCF, idCCF) ein indirekter Shunt von in der Dura mater verlaufenden Endästen der Karotisstrombahn durch die Wand des Sinus cavernosus in das Sinuslumen vor. Die Prognose und die endovaskulären Behandlungsmethoden beider Entitäten unterscheiden sich signifikant. [1, 9, 28, 44]

Die Symptome einer idCCF umfassen Parese von Hirnnerven (zumeist HN III, IV und VI), periorbitale oder retroorbitale Schmerzen und eine Rötung der Bindehaut mit oder ohne Tränenfluß (Chemosis). [18]

Ein Exophthalmus, ein erhöhter Augeninnendruck (IOD) und eine Abnahme des Visus können ebenfalls beobachtet werden. Kommt es zu einer Beteiligung von kortikalen Venen an der Fisteldrainage (CVD) steigt das Risiko eines malignen Verlaufs mit schwerer Morbidität, Verlust der Sehfähigkeit oder eines Schlaganfalls und die Gefahr einer intrakraniellen Blutung signifikant an. [27, 41]

Während die Indikation zur Behandlung indirekter CCF in diesen Fällen, wie etwa bei angiographischem Nachweis einer kortikaler Venendrainage (CVD), bei gravierenden neurologischen Defiziten oder bei bereits nachgewiesener intracranieller Blutung unbestritten ist, [46] liegt in allen anderen Fällen nur eine relative Behandlungsindikation vor. Einige Autoren empfehlen gar, eine niedriggradige idCCF in Erwartung eines möglichen spontanen Fistelverschlusses überhaupt nicht zu behandeln. [28, 29, 39, 41]

In diesen Konstellationen und insbesondere bei der Beratung älterer Patienten, ist das Behandlungsziel nicht nur ein gutes angiographisches Ergebnis. Vielmehr ist eine Intervention ist nur dann gerechtfertigt, wenn eine nachhaltige subjektive Verbesserung des Zustands des Patienten zu erwarten ist. Dieser Aspekt der vom Patienten subjektiv empfundenen Behandlungsqualität wird in der bisher existierenden interventionell-radiologischen Literatur allerdings kaum adressiert.

In vorliegender Arbeit analysierten wir retrospektiv 33 Patienten (23 weiblich / 10 männlich) mit einem mindestens 36-monatigen Nachbeobachtungsintervall (Behandlungsdatum von 01/2003 bis 06/2015) nach endovaskulärer Behandlung einer idCCF an der Abteilung für Neuroradiologie des Klinikums der Universität München.

Wir evaluierten den Primärerfolg und die Komplikationsrate der Behandlung anhand der Krankenunterlagen und der Bilddaten im PACS und ermittelten die subjektive Zufriedenheit der Patienten mit dem langfristigen Behandlungserfolg anhand eines standardisierten Interviewbogens.

Als primäres Ergebnis war die Fistel in 25/33 Fällen (76%) vollständig verschlossen, während in 8/33 (24%) der Fälle zwar kein kompletter Verschluss aber zumindest eine Reduktion des Shuntvolumens erreicht werden konnte. Bei drei dieser acht Patienten (38%) kam es zu einer sekundären vollständigen Okklusion der Fistel im Laufe der folgenden Wochen. Im Langzeitinterview (Antwortrate: 91%, medianes Follow-up-Intervall: 114 Monate) gaben 87% der Patienten eine hohe Zufriedenheit mit dem Langzeitergebnis der Behandlung an. Die endovaskuläre Therapie bewirkte in 89% der Fälle eine nachhaltige Linderung aller augenassoziierten Symptome (Chemosis, Doppelbilder, Visuseinschränkung, etc.) und in 57% der Fälle ein Verschwinden des initial vorhandenen pulssynchronen Tinnitus. [Tabelle 12] Die Komplikationsrate betrug 3% (1 von 33 Patienten).

Tabelle 12   Therapieansprechen nach Symptomatik

	Symptomatic prior to treatment	Improvement immediate sustainable	Improvement Immediate temporary	Improvement Secondary sustainable	Constantly Symptomatic	Newly symptomatic Immediately after treatment	Newly symptomatic delayed during LFU
Chemosis, Exophthalmos, Retroorbital pain, Ophthalmoplegia	27/30 (90%)	20/27 (74%)	1/27 (4%)	4/27 (15%)	2/27 (7%)	1 (Pat. #14)	-
Visual acuity	19/30 (63%)	15/19 (79%)	-	2/19 (10.5%)	2/19 (10.5%)	2 (Pat. #17 + #21)	1 (Pat. #30)
Epileptic seizures	1/30 (3%)	-	-	-	1/1 (100%)	-	-
Stroke	1/30 (3%)	1/1 (100%)	-	-	-	-	-
ICH	2/30 (7%)	2/2 (100%)	-	-	-	-	-
Pulsatile tinnitus	14/30 (47%)	8/14 (57%)	1/14 (7%)	1/14 (7%)	4/14 (29%)	-	1 (Pat. #30)
Summary statement		Better 26/30 (87%)		Equal 1/30 (3%)		Worse 3/30 (10%)	

Return rate: 30/33 (91%), n = 30, Duration long-term follow-up median (range): 114 (36–166) months
Abbreviations: LFU = Long-term follow-up, ICH = intracranial hemorrhage
https://doi.org/10.1371/journal.pone.0231261.t003

(Tabelle aus [22], Open Access - Publikation)

Wir konnten mit dieser Arbeit die Indikationsstellung zur endovaskulären Behandlung indirekter Carotis-Cavernosus-Fisteln noch genauer fassen und klare Empfehlungen aussprechen.

Augenbedingte Symptome werden durch die endovaskuläre Behandlung erfolgreich behandelt und zeigen, selbst wenn sie nicht unmittelbar nach der Intervention verschwinden in einem hohen Anteil der Fälle eine sekundäre Besserung in den

Tagen und Wochen nach der Behandlung. Basierend auf unseren Daten empfehlen daher dringend die Behandlung in jedem Fall mit verändertem Augeninnendruck oder fortschreitendem Verlust der Sehschärfe. Auch Patienten mit anderen augenbedingten Symptomen wie Chemosis, Exophthalmus oder Ophthalmoplegie sollte eine Behandlung angeboten werden, selbst wenn sich Sehschärfe und Augeninnendruck im Normbereich bewegen. Die endovaskuläre Therapie wird diese Symptomgruppe mit hoher Wahrscheinlichkeit erfolgreich und nachhaltig positiv adressieren.

Mit einer Inzidenz von 42% bei Erstvorstellung ist ein pulsatiler Tinnitus ein häufiges Symptom einer idCCF. Das Ansprechen auf die endovaskuläre Behandlung war in unserem Kollektiv gut. 57% der Patienten, bei denen dieses Symptom anfänglich auftrat, wurden durch die endovaskuläre Embolisation definitiv und nachhaltig geheilt. Da in einigen Fällen ein dauerhafter Tinnitus die Lebensqualität des Patienten erheblich beeinträchtigen kann, schließen wir, dass die endovaskuläre Behandlung selbst dann indiziert ist, wenn das Ohrgeräusch die einzige klinische Manifestation der Fistel ist.

3/8 Patienten (38%) erreichten nach subtotaler endovaskulärer Behandlung einen vollständigen Fistelverschluss. Auch andere Autoren – wie Meyers et al. - berichteten über eine allmähliche Abnahme der fistelbedingten Symptome über einen Zeitraum von durchschnittlich 5,4 ± 1,3 Monaten nach der Behandlung. [41] Dies entspricht unseren Ergebnissen. Daher ist es - falls die Fistel in der ersten Behandlungssitzung nicht komplett verschlossen, aber doch relevant in ihrem Fluss gehemmt werden kann und keine CVD besteht - eine vernünftige Option, bis zu sechs Monate zu warten, bevor ein weiterer endovaskulärer Versuch geplant wird.

Desweiteren konnten wir zeigen, dass sie subjektive Zufriedenheit des Patienten mit dem Therapieergebnis und die individuell wahrgenommene Lebensqualität nicht linear vom angiografischen Ergebnis und den klinischen Symptomen abhängt. Letztendlich ist die Zufriedenheit mit dem Behandlungsergebnis eine subjektive Aussage, die nicht nur objektive Faktoren, sondern auch die individuelle Wahrnehmung des Patienten, die Ausprägung der Symptomatik und die persönlichen Umstände berücksichtigt. Mit einer Quote von 87% stellt allerdings der Anteil der Patienten, die der Meinung sind, die Behandlung habe ihre individuelle Lebensqualität nachhaltig zum Besseren verändert, die breite Mehrheit dar.

Zusammenfassend lässt sich demnach festhalten, dass die endovaskuläre Behandlung einer idCCF nicht nur mit einer geringen Komplikationsrate, hervorragenden angiografischen Ergebnissen und einer größtenteils sofortigen klinischen Heilung aufwarten kann, sondern durch unsere Arbeit auch ihren langanhaltenden nachhaltig-stabilen Nutzen für die subjektiven Lebensqualität der von uns behandelten Patienten unter Beweis stellen konnte. Insbesondere in Konstellationen, in denen ein idCCF nur eine relative Behandlungsindikation bietet, ist letztere Erkenntnis ein weiteres wichtiges Argument, das für eine endovaskuläre Behandlungsempfehlung spricht.

5. ZUSAMMENFASSUNG UND AUSBLICK

Zusammenfassend leisten unsere Studien einen Beitrag zur Ausgestaltung der Rationale bei der diagnostischen und therapeutischen Aufarbeitung von Patienten mit intracraniellen DAVF. Die in der Zielsetzung formulierten Fragestellungen lassen sich wie folgt beantworten:

- **Können nicht-invasive Bildgebungsmodalitäten (MRT) die digitale Subtraktionsangiographie (DSA) bei der Diagnostik, Therapieplanung und beim Monitoring intracranieller DAVF sinnvoll ergänzen oder ersetzen?**

Die MRT kann bei Verwendung eines speziellen, für die Fistelbildgebung optimierten Sequenzprotokolls mit zeitlich und örtlich hochaufgelösten kontrastmittelverstärkten MR-Angiographien die DSA in einer Vielzahl der Fälle als initiale diagnostische Modalität ablösen.

Bei der Planung einer endovaskulären Fistelversorgung stellt die Kombination aus MRT und DSA nun den neuen Goldstandard dar. Die Ergänzung der DSA durch die MRT ermöglicht ein besseres anatomisches und funktionelles Verständnis der zugrunde liegenden Fistel und somit eine verbesserte Therapieplanung durch eine bessere Abschätzung der Chancen und Risiken einer transvenösen / kombinierten Sondierung. Die weiterhin notwendige DSA kann durch die vorgeschaltete MRT-Untersuchung zielgerichteter, kürzer, sicherer und in gleicher Sitzung wie die endovaskuläre Versorgung durchgeführt werden.

Weiterhin kann die MRT als nicht-invasive Monitoringmethode Patienten mit unbehandelten niedriggradigen Fisteln oder in der Beobachtungsperiode nach inkompletter primärer Embolisation in Erwartung eines potentiellen sekundären Fistelverschlusses die Sicherheit bieten, dass ein Fistel-Upgrade zuverlässig erkannt und rechtzeitig behandelt werden kann.

- **Welche grundlegenden Maßnahmen sind in Bezug auf die Patientensicherheit bei der endovaskulären Behandlung intracranieller DAVF zu berücksichtigen?**

Die Gewährleistung der Patientensicherheit bei der endovaskulären Fisteltherapie ist eine grundlegende Anforderung und bedarf der permanenten Anwendung und Verbesserung eines mehrdimensionalen Ansatzes. Wie aus der Zusammenschau der vorliegenden Arbeiten erkennbar, ist die Kombination aus funktionellem pathophysiologischem Grundverständnis der individuellen Fistel, dem sicheren Beherrschen der endovaskulären Technik und organisatorischen Rahmenbedingungen unabdingbar.

Hierzu gehört sowohl die immer wiederkehrende kritische Überprüfung der eigenen angewandten Verfahren in Bezug auf deren Komplikations- und Erfolgsraten im Rahmen der interne Qualitätssicherung, als auch das interdisziplinäre Arbeiten im Team, was gute Kommunikationsstrategien, eingespielte Abläufe und trainiertes Personal (z.B. auf Seiten der Anästhesie oder nachbetreuenden Station) voraussetzt.

Letztlich sollten die endovaskuläre Behandlung intracranieller duraler AV-Fistel hierauf spezialisierten Zentren vorbehalten sein, wobei dieser Begriff nicht mit der Größe oder Personalstärke der durchführenden Abteilung gleichzusetzen ist, sondern vielmehr als Synonym für die strukturelle Umsetzung oben genannter Anforderungen verstanden werden sollte.

- **Unterscheiden sich die bei den einzelnen Unterformen und Schweregraden intracranieller DAVF in Frage kommenden Therapievarianten und Materialien in Bezug auf die Komplikationsrate und den Therapieerfolg?**

Die endovaskuläre Therapie bietet eine Vielzahl an möglichen Therapievarianten durch die Kombination unterschiedlicher Zugangswege, Materialien und Herangehensweisen. Wie aus den vorliegenden Arbeiten erkennbar, unterscheiden sich diese teils maßgeblich in Bezug auf ihre Komplikations- und Erfolgsraten. Die permanente Überprüfung der jeweiligen Therapieansätze und der Austausch der hierdurch gewonnenen Erkenntnisse sind unabdingbar für eine kontinuierliche Verbesserung neurointerventioneller Verfahren und zur Erhöhung der Patientensicherheit. Der Publikation wissenschaftlichen Qualitätskriterien genügender Studien kommt eine zentrale Rolle in diesem Kommunikationsprozess zu.

- **Rechtfertigt der zu erwartende subjektive Patientennutzen eine endovaskuläre Therapie auch im Kollektiv der nicht unmittelbar blutungsgefährdeten niedriggradigen DAVF?**

Unsere Arbeiten konnten das exzellente Risiko-Nutzen-Profil endovaskulärer Verfahren auch im Kollektiv der nicht unmittelbar blutungsgefährdeten niedriggradigen intracraniellen DAVF nachweisen. Diese gilt sowohl für

Patienten mit intracraniellen Fisteln vom lateralen Typ als auch im Kollektiv der Patienten mit indirekten Carots-Cavernosus-Fisteln.

Die Erkenntnisse unserer Arbeiten beeinflussen einerseits direkt die Wahl der technischen Herangehensweise, andererseits aber auch die Indikationsstellung an sich. Wie konnten insbesondere den langfristigen Nutzen der Behandlung für die subjektive Lebensqualität der Patienten nachweisen, was – in Zusammenschau mit hohen primären angiographischen Erfolgs- und niedrigen Komplikationsraten – dazu führt, dass die Indikation im Kollektiv der (nicht akut blutungsgefährdeten) niedriggradigen DAVF breiter gefasst werden kann.

Voraussetzung hierfür ist allerdings wiederum die Auswahl und das sichere Beherrschen, des für den jeweiligen Fisteltyp optimierten technischen Verfahrens (wie z.B. der kombinierten sinuserhaltenden Embolisation bei Patienten mit niedriggradiger LDAVF).

Nicht zuletzt tragen unsere Arbeiten auch zur Definition des Therapieziels bei, da wir nachweisen konnten, dass ein partieller Fistelverschluss ein adäquates therapeutisches Ergebnis darstellt, solange das Primärziel (Ausschalten der kortikalen Venendrainage, Fistel somit nicht mehr blutungsgefährdet) erreicht werden kann.

Als Ausblick in die Zukunft zeigt sich, dass das Thema strukturelle Qualitätssicherung durch wissenschaftliche Analysen, strukturierte Ausbildung und zertifizierte Zentrumsbildung weiter an Bedeutung gewinnen wird.

Der gemeinsame Aufbau des Modul- und Stufenkonzepts durch die Deutsche Gesellschaft für Interventionelle Radiologie (DeGIR) und die Deutschen Gesellschaft für Neuroradiologie (DGNR) mit Vergabe von Zertifikaten für interventionell-radiologische und interventionell-neuroradiologische Techniken ist Ausdruck dieser Entwicklung.

Auch die Frage, wie Patienten die Auswirkungen einer medizinischen Behandlung beurteilen, wird zunehmend zu einem wichtigen Qualitätsindikator, der die Einschätzung des Behandlers ergänzt. Das Deutsche Ärzteblatt widmete diesem Thema in seiner im Feburar 2020 erschienenen 9. Ausgabe in der Rubrik „Themen der Zeit" einen Leitartikel. [40]

Die Fortführung von ähnlichen, wie in dieser Habilitation vorgestellten Arbeiten ist daher geboten und Ausdruck eines kontinuierlichen Verbesserungsprozesses bei der Weiterentwicklung interventionell-neuroradiologischer Techniken zum Wohle des Patienten.

6. LITERATUR

1. Aminoff MJ (1973) Vascular anomalies in the intracranial dura mater. Brain J Neurol 96:601–612

2. Amiridze N, Darwish R (2009) Hemodynamic instability during treatment of intracranial dural arteriovenous fistula and carotid cavernous fistula with Onyx: preliminary results and anesthesia considerations. J Neurointerventional Surg 1:146–150. doi: 10.1136/jnis.2009.000042

3. Awad IA, Little JR, Akarawi WP, Ahl J (1990) Intracranial dural arteriovenous malformations: factors predisposing to an aggressive neurological course. J Neurosurg 72:839–850. doi: 10.3171/jns.1990.72.6.0839

4. Barcia-Salorio JL, Herandez G, Broseta J, Gonzalez-Darder J, Ciudad J (1982) Radiosurgical treatment of carotid-cavernous fistula. Appl Neurophysiol 45:520–522. doi: 10.1159/000101675

5. Barrow DL, Spector RH, Braun IF, Landman JA, Tindall SC, Tindall GT (1985) Classification and treatment of spontaneous carotid-cavernous sinus fistulas. J Neurosurg 62:248–256. doi: 10.3171/jns.1985.62.2.0248

6. Bink A, Berkefeld J, Wagner M, You S-J, Ackermann H, Lorenz MW, Senft C, du Mesnil de Rochemont R (2012) Detection and grading of dAVF: prospects and limitations of 3T MRI. Eur Radiol 22:429–438. doi: 10.1007/s00330-011-2268-2

7. Bink A, Goller K, Luchtenberg M, Neumann-Haefelin T, Dutzmann S, Zanella F, Berkefeld J, du Mesnil de Rochemont R (2010) Long-term outcome after coil embolization of cavernous sinus arteriovenous fistulas. AJNR Am J Neuroradiol 31:1216–1221. doi: 10.3174/ajnr.A2040

8. Borden JA, Wu JK, Shucart WA (1995) A proposed classification for spinal and cranial dural arteriovenous fistulous malformations and implications for treatment. J Neurosurg 82:166–179. doi: 10.3171/jns.1995.82.2.0166

9. Brismar G, Brismar J (1976) Spontaneous carotid-cavernous fistulas: phlebographic appearance and relation to thrombosis. Acta Radiol Diagn (Stockh) 17:180–192

10. Brown RDJ, Flemming KD, Meyer FB, Cloft HJ, Pollock BE, Link ML (2005) Natural history, evaluation, and management of intracranial vascular malformations. Mayo Clin Proc 80:269–281. doi: 10.4065/80.2.269

11. Brown RDJ, Wiebers DO, Nichols DA (1994) Intracranial dural arteriovenous fistulae: angiographic predictors of intracranial hemorrhage and clinical outcome in nonsurgical patients. J Neurosurg 81:531–538. doi: 10.3171/jns.1994.81.4.0531

12. Bulters DO, Mathad N, Culliford D, Millar J, Sparrow OC (2012) The natural history of cranial dural arteriovenous fistulae with cortical venous reflux--the significance of venous ectasia. Neurosurgery 70:312–8; discussion 318-319. doi: 10.1227/NEU.0b013e318230966f

13. Can A, Gross BA, Du R (2017) The natural history of cerebral arteriovenous malformations. Handb Clin Neurol 143:15–24. doi: 10.1016/B978-0-444-63640-9.00002-3

14. Cashen TA, Carr JC, Shin W, Walker MT, Futterer SF, Shaibani A, McCarthy RM, Carroll TJ (2006) Intracranial time-resolved contrast-enhanced MR angiography at 3T. AJNR Am J Neuroradiol 27:822–829

15. Chaloupka JC, Huddle DC, Alderman J, Fink S, Hammond R, Vinters HV (1999) A reexamination of the angiotoxicity of superselective injection of DMSO in the swine rete embolization model. AJNR Am J Neuroradiol 20:401–410

16. Chung SJ, Kim JS, Kim JC, Lee SK, Kwon SU, Lee MC, Suh DC (2002) Intracranial dural arteriovenous fistulas: analysis of 60 patients. Cerebrovasc Dis Basel Switz 13:79–88. doi: 10.1159/000047755

17. Cognard C, Gobin YP, Pierot L, Bailly AL, Houdart E, Casasco A, Chiras J, Merland JJ (1995) Cerebral dural arteriovenous fistulas: clinical and angiographic correlation with a revised classification of venous drainage. Radiology 194:671–680. doi: 10.1148/radiology.194.3.7862961

18. Danieli L, Montali M, Remonda L, Killer HE, Colosimo C, Cianfoni A (2018) Clinically Directed Neuroimaging of Ophthalmoplegia. Clin Neuroradiol 28:3–16. doi: 10.1007/s00062-017-0646-0

19. De Renzis A, Nappini S, Consoli A, Renieri L, Limbucci N, Rosi A, Vignoli C, Pellicano G, Mangiafico S (2013) Balloon-assisted coiling of the cavernous sinus to treat direct carotid cavernous fistula. A single center experience of 13 consecutive patients. Interv Neuroradiol J Peritherapeutic Neuroradiol Surg Proced Relat Neurosci 19:344–352. doi: 10.1177/159101991301900312

20. Ertl L, Brückmann H, Kunz M, Crispin A, Fesl G (2017) Endovascular therapy of low- and intermediate-grade intracranial lateral dural arteriovenous fistulas: a detailed analysis of primary success rates, complication rates, and long-term follow-up of different technical approaches. J Neurosurg 126:360–367. doi: 10.3171/2016.2.JNS152081

21. Ertl L, Bruckmann H, Kunz M, Patzig M, Brem C, Forbrig R, Fesl G (2016) Assessment and treatment planning of lateral intracranial dural arteriovenous fistulas in 3 T MRI and DSA: A detailed analysis under consideration of time-resolved imaging of contrast kinetics (TRICKS) and ce-MRA sequences. Eur Radiol 26:4284–4292. doi: 10.1007/s00330-016-4335-1

22. Ertl L, Brückmann H, Patzig M, Dorn F, Fesl G (2020) Patient reported long-term outcome after endovascular therapy of indirect dural carotid cavernous fistulas. PloS One 15:e0231261. doi: 10.1371/journal.pone.0231261

23. Ertl L, Bruckmann H, Patzig M, Fesl G (2019) Endovascular therapy of direct dural carotid cavernous fistulas - A therapy assessment study including long-term follow-up patient interviews. PloS One 14:e0223488. doi: 10.1371/journal.pone.0223488

24. Ertl LM, Stangl R, Fesl G (2013) [Asystole in endovascular procedure for juvenile nasopharyngeal fibroma]. ROFO Fortschr Geb Rontgenstr Nuklearmed 185:764–766. doi: 10.1055/s-0033-1335436

25. Fujita A, Kuwamura K, Saitoh M, Sakagami Y, Takaishi Y, Suzuki S, Matsuo T, Tamaki N (1997) [Cerebral sinus thrombosis in a patient with protein S deficiency: a case report]. No Shinkei Geka 25:467–472

26. Gandhi D, Chen J, Pearl M, Huang J, Gemmete JJ, Kathuria S (2012) Intracranial dural arteriovenous fistulas: classification, imaging findings, and treatment. AJNR Am J Neuroradiol 33:1007–1013. doi: 10.3174/ajnr.A2798

27. Halbach VV, Hieshima GB, Higashida RT, Reicher M (1987) Carotid cavernous fistulae: indications for urgent treatment. AJR Am J Roentgenol 149:587–593. doi: 10.2214/ajr.149.3.587

28. Halbach VV, Higashida RT, Hieshima GB, Reicher M, Norman D, Newton TH (1987) Dural fistulas involving the cavernous sinus: results of treatment in 30 patients. Radiology 163:437–442. doi: 10.1148/radiology.163.2.3562823

29. Hosobuchi Y (1975) Electrothrombosis of carotid-cavernous fistula. J Neurosurg 42:76–85. doi: 10.3171/jns.1975.42.1.0076

30. Iwama T, Hashimoto N, Takagi Y, Tanaka M, Yamamoto S, Nishi S, Hayashida K (1997) Hemodynamic and metabolic disturbances in patients with intracranial dural arteriovenous fistulas: positron emission tomography evaluation before and after treatment. J Neurosurg 86:806–811. doi: 10.3171/jns.1997.86.5.0806

31. Jang J, Schmitt P, Kim B, Choi HS, Jung S-L, Ahn K-J, Kim I, Paek M, Kim B (2014) Non-contrast-enhanced 4D MR angiography with STAR spin labeling and variable flip angle sampling: a feasibility study for the assessment of Dural Arteriovenous Fistula. Neuroradiology 56:305–314. doi: 10.1007/s00234-014-1336-0

32. Jung K-H, Kwon BJ, Chu K, Noh Y, Lee S-T, Cho Y-D, Han MH, Roh J-K (2011) Clinical and angiographic factors related to the prognosis of cavernous sinus dural arteriovenous fistula. Neuroradiology 53:983–992. doi: 10.1007/s00234-010-0805-3

33. Kojima T, Miyachi S, Sahara Y, Nakai K, Okamoto T, Hattori K, Kobayashi N, Hattori K, Negoro M, Yoshida J (2007) The relationship between venous

hypertension and expression of vascular endothelial growth factor: hemodynamic and immunohistochemical examinations in a rat venous hypertension model. Surg Neurol 68:277–284; discussion 284. doi: 10.1016/j.surneu.2006.10.075

34. Korosec FR, Frayne R, Grist TM, Mistretta CA (1996) Time-resolved contrast-enhanced 3D MR angiography. Magn Reson Med 36:345–351. doi: 10.1002/mrm.1910360304

35. Kuroda S, Furukawa K, Shiga T, Ushikoshi S, Katoh C, Aoki T, Ishikawa T, Houkin K, Tamaki N, Iwasaki Y (2004) Pretreatment and posttreatment evaluation of hemodynamic and metabolic parameters in intracranial dural arteriovenous fistulae with cortical venous reflux. Neurosurgery 54:585–91; discussion 591-592. doi: 10.1227/01.neu.0000108863.30871.fd

36. Larsen J, Gasser K, Hahin R (1996) An analysis of dimethylsulfoxide-induced action potential block: a comparative study of DMSO and other aliphatic water soluble solutes. Toxicol Appl Pharmacol 140:296–314. doi: 10.1006/taap.1996.0225

37. Lasjaunias P, Chiu M, ter Brugge K, Tolia A, Hurth M, Bernstein M (1986) Neurological manifestations of intracranial dural arteriovenous malformations. J Neurosurg 64:724–730. doi: 10.3171/jns.1986.64.5.0724

38. Lawton MT, Chun J, Wilson CB, Halbach VV (1999) Ethmoidal dural arteriovenous fistulae: an assessment of surgical and endovascular management. Neurosurgery 45:805–10; discussion 810-811. doi: 10.1097/00006123-199910000-00014

39. Magidson MA, Weinberg PE (1976) Spontaneous closure of a dural arteriovenous malformation. Surg Neurol 6:107–110

40. Manteuffel L (2020) Rehabilitation: Messbarer Patientennutzen als Ziel. Dtsch Arztebl, 117(9): A-434 / B-380 / C-366

41. Meyers PM, Halbach VV, Dowd CF, Lempert TE, Malek AM, Phatouros CC, Lefler JE, Higashida RT (2002) Dural carotid cavernous fistula: definitive endovascular management and long-term follow-up. Am J Ophthalmol 134:85–92

42. Mohr JP, Parides MK, Stapf C, Moquete E, Moy CS, Overbey JR, Al-Shahi Salman R, Vicaut E, Young WL, Houdart E, Cordonnier C, Stefani MA, Hartmann A, von Kummer R, Biondi A, Berkefeld J, Klijn CJM, Harkness K, Libman R, Barreau X, Moskowitz AJ (2014) Medical management with or without interventional therapy for unruptured brain arteriovenous malformations (ARUBA): a multicentre, non-blinded, randomised trial. Lancet Lond Engl 383:614–621. doi: 10.1016/S0140-6736(13)62302-8

43. Newton TH, Cronqvist S (1969) Involvement of dural arteries in intracranial arteriovenous malformations. Radiology 93:1071–1078. doi: 10.1148/93.5.1071

44. Newton TH, Hoyt WF (1968) Spontaneous arteriovenous fistula between dural branches of the internal maxillary artery and the posterior cavernous sinus. Radiology 91:1147–1150. doi: 10.1148/91.6.1147

45. Nishimura S, Hirai T, Sasao A, Kitajima M, Morioka M, Kai Y, Omori Y, Okuda T, Murakami R, Fukuoka H, Awai K, Kuratsu J-I, Yamashita Y (2010) Evaluation of

dural arteriovenous fistulas with 4D contrast-enhanced MR angiography at 3T. AJNR Am J Neuroradiol 31:80–85. doi: 10.3174/ajnr.A1898

46. Nishimuta Y, Awa R, Sugata S, Nagayama T, Makiuchi T, Tomosugi T, Hanaya R, Tokimura H, Hirano H, Moinuddin FM, Kamil M, Kibe A, Arita K (2017) Long-term outcome after endovascular treatment of cavernous sinus dural arteriovenous fistula and a literature review. Acta Neurochir (Wien) 159:2113–2122. doi: 10.1007/s00701-017-3336-4

47. Ondra SL, Troupp H, George ED, Schwab K (1990) The natural history of symptomatic arteriovenous malformations of the brain: a 24-year follow-up assessment. J Neurosurg 73:387–391. doi: 10.3171/jns.1990.73.3.0387

48. Pashapour A, Mohammadian R, Salehpour F, Sharifipour E, Mansourizade R, Mahdavifard A, Salehi M, Mirzaii F, Sariaslani P, Ardalani GF, Altafi D (2014) Long-Term Endovascular Treatment Outcome of 46 Patients with Cavernous Sinus Dural Arteriovenous Fistulas Presenting with Ophthalmic Symptoms. A Non-Controlled Trial with Clinical and Angiographic Follow-up. Neuroradiol J 27:461–470. doi: 10.15274/NRJ-2014-10079

49. Ramalingaiah AH, Prasad C, Sabharwal PS, Saini J, Pandey P (2013) Transarterial treatment of direct carotico-cavernous fistulas with coils and Onyx. Neuroradiology 55:1213–1220. doi: 10.1007/s00234-013-1224-z

50. Rammos S, Bortolotti C, Lanzino G (2014) Endovascular management of intracranial dural arteriovenous fistulae. Neurosurg Clin N Am 25:539–549. doi: 10.1016/j.nec.2014.04.010

51. Satomi J, van Dijk JMC, Terbrugge KG, Willinsky RA, Wallace MC (2002) Benign cranial dural arteriovenous fistulas: outcome of conservative management based on the natural history of the lesion. J Neurosurg 97:767–770. doi: 10.3171/jns.2002.97.4.0767

52. Schaller B (2004) Trigeminocardiac reflex. A clinical phenomenon or a new physiological entity? J Neurol 251:658–665. doi: 10.1007/s00415-004-0458-4

53. Shah MN, Botros JA, Pilgram TK, Moran CJ, Cross DT 3rd, Chicoine MR, Rich KM, Dacey RGJ, Derdeyn CP, Zipfel GJ (2012) Borden-Shucart Type I dural arteriovenous fistulas: clinical course including risk of conversion to higher-grade fistulas. J Neurosurg 117:539–545. doi: 10.3171/2012.5.JNS111257

54. Söderman M, Edner G, Ericson K, Karlsson B, Rähn T, Ulfarsson E, Andersson T (2006) Gamma knife surgery for dural arteriovenous shunts: 25 years of experience. J Neurosurg 104:867–875. doi: 10.3171/jns.2006.104.6.867

55. Vellimana AK, Daniels DJ, Shah MN, Zipfel GJ, Lanzino G (2014) Dural arteriovenous fistulas associated with benign meningeal tumors. Acta Neurochir (Wien) 156:535–544. doi: 10.1007/s00701-013-1946-z

56. Wiebers DO, Whisnant JP, Huston J 3rd, Meissner I, Brown RDJ, Piepgras DG, Forbes GS, Thielen K, Nichols D, O'Fallon WM, Peacock J, Jaeger L, Kassell NF, Kongable-Beckman GL, Torner JC (2003) Unruptured intracranial aneurysms: natural history, clinical outcome, and risks of surgical and endovascular treatment. Lancet Lond Engl 362:103–110. doi: 10.1016/s0140-6736(03)13860-3

57. Youssef PP, Schuette AJ, Cawley CM, Barrow DL (2014) Advances in surgical approaches to dural fistulas. Neurosurgery 74 Suppl 1:S32-41. doi: 10.1227/NEU.0000000000000228

58. Zipfel GJ, Shah MN, Refai D, Dacey RGJ, Derdeyn CP (2009) Cranial dural arteriovenous fistulas: modification of angiographic classification scales based on new natural history data. Neurosurg Focus 26:E14. doi: 10.3171/2009.2.FOCUS0928

7. ABKÜRZUNGSVERZEICHNIS

AAP	A. auricularis posterior
Abb	Abbildung
AMM	A. meningea media
AMP	A. meningea posterior
AOE	A. occipitalis externa
APharAsc	A. pharyngea ascendens
ATent	A. tentorii
AV	arteriovenous
AVM	Artiovenöse Malformation
BJV	bulb of jugular vein
CCF	Carotis-Cavernosus-Fistel
CE-MRA	contrast.enhanced magnetic resonance angiography
CO	complete occlusion
CS	confluence of sinuses
CSOE	combined sinus occluding embolization
CSPE	combined sinus preserving embolisation
CVD	Corticale venöse Drainage

D	Downgrade
DAVF	Durale arteriovenöse Fistel
dCCF	direkte Carotis-Cavernous-Fistel
DMSO	Dimethyl Sulfoxit
DOB	detachable occlusion balloon
DSA	Digitale Subtraktionsangiographie
DVA	developmental venous anomaly
EVOH	Ethylen-Vinylalkohol-Copolymer
FDS	flow-diverter stent
FOV	field of view
DeGIR	Deutsche Gesellschaft für Interventionelle Radiologie und minimal-invasive Therapie
DGNR	Deutsche Gesellschaft für Neuroradiologie
ICA	internal carotid arter
ICB	Intracranielle Blutung
ICH	intracranial haemorrhage
idCCF	indirekte Carotis-Cavernous-Fistel
IOD	Intraoculärer Druck
LDAVF	Laterale durale AV-Fistel

LFU	long term follow up
MRI	magnetic resonance imaging
MRT	Magnetresonanztomographie
N/A	not available
NaCl	Natrium-Chlorid
NHND	Nicht-hämorrhagisches neurologisches Defizit
RB	remodelling balloon (temporary)
SigS	sigmoid sinus
SO	sinus occluding
SP	sinus preserving
SSS	superior sagittal sinus
ST	slice thickness
StrS	straight sinus
TAC	transarterial coiling
TAE	transarterial embolization
TCR	Trigeminocardialer Reflexbogen
TE	echo time
TOF	time-of-Flight

TR	repetition time
TRICKS	time resolved imaging of Contrast Kinetics
TrS	transverse sinus
TVC	tranvenous coiling
TVE	transvenous embolization
VA	vertebral artery

8. ABBILDUNGSVERZEICHNIS

Abbildung 1   Fistelnetzwerk in der DSA und MRA 35

Abbildung 2   Iatrogener Fistelupgrade in der DSA 37

Abbildung 3   Hämodynamische Pseudookklusion in der DSA 38

Abbildung 4   Embolisation eines junvenilen Nasen-Rachen-Fibroms 42

Abbildung 5   Embolisation eines junvenilen Nasen-Rachen-Fibroms 42

Abbildung 6   Embolisation eines junvenilen Nasen-Rachen-Fibroms 42

Abbildung 7   Embolisation eines junvenilen Nasen-Rachen-Fibroms 43

Abbildung 8   Prinzip der CSPE 47

Abbildung 9   Therapieergebnis nach CSPE 48

9. TABELLENVERZEICHNIS

Tabelle 1   Die Cognard-Klassifikation 17

Tabelle 2   Die Barrow-Klassifikation 19

Tabelle 3   Sequenzparameter 32

Tabelle 4   Vergleich DSA & MRA Details 33

Tabelle 5   Vergleich DSA & MRA Zusammenfassung 39

Tabelle 6   Primäre Erfolgsraten 49

Tabelle 7   Langzeitverlauf Metadaten 50

Tabelle 8   Langzeitverlauf Ergebnisse 51

Tabelle 9   Reintervention bei primärem Therapieversagen 53

Tabelle 10   Primärer Therapieerfolg & verwendetes Material 54

Tabelle 11   Genesungsraten im Langzeitverlauf 55

Tabelle 12   Therapieansprechen nach Symptomatik 58

10. DANKSAGUNG

Allen voran geht mein besonderer Dank an Herrn Prof. Dr. med. Hartmut Brückmann als Hauptmentor dieser Arbeit und ehemaligen Direktor der Abteilung für Neuroradiologie am Institut für Klinische Radiologie des Klinikums der Universität München. Diese Habilitation ist ein weiterer Ausdruck seiner Gabe Menschen auf ihrem Weg zu begleiten, sie zu beflügeln an sich selbst zu wachsen und das Beste aus sich zu machen.

Bei Herrn Univ.-Prof. Dr. med. Thomas Liebig als Nachfolger von Herrn Prof. Brückmann in der Position des Direktors des Instituts für Neuroradiologie und Ordinarius für Neuroradiologie am Klinikum der Universtität München bedanke ich mich für die wohlwollende Unterstützung und die Gelegenheit diese Habilitation an seinem Institut zum Abschluss zu bringen.

Mein herzlicher Dank geht an Herrn Prof. Dr. med. Gunther Fesl, der mir durch seine Ideen, Anleitung und Unterstützung die Kraft und Beharrlichkeit gegeben hat, diese Habilitation zu beginnen und zu vollenden.

Bedanken möchte ich mich zudem bei Herrn Prof. Dr. med. Gernot Schulte-Altedorneburg für die Aufgaben und Herausforderungen, die er mir anvertraute und an denen ich unter seiner Anleitung wissenschaftlich, fachlich und menschlich reifen durfte.

Bei Herrn Prof. Dr. med. Niklas Thon MBA und Herrn PD Dr. med. Harald Kramer bedanke ich mich für die Übernahme des Co-Mentorats und bei Frau Prof. Dr. Jennifer Linn und Herrn Prof. Dr. Ansgar Berlis für die externe Begutachtung dieser Arbeit.

Danke auch an alle Kolleginn/en, klinische Partner/innen, Co-Autorinn/en und alle weiteren nicht namentlich genannten Personen, die am Zustandekommen dieser Habilitation und der zugrundeliegenden Arbeiten mitgewirkt haben.

Mein tiefer Dank geht nicht zuletzt an meine Familie!

11. LEBENSLAUF

Name	Dr. Lorenz Michael Ertl
Geburtsort / -datum	München, den 21. Januar 1977
Staatsangehörigkeit	Deutsch
Familienstand	Verheiratet, 4 Kinder

Ausbildung	1996	Allgemeine Hochschulreife
		Carl-Spitzweg-Gymnasium, Germering
	1998 - 2005	Studium der Humanmedizin
		Ludwig-Maximilians-Universität, München
	2005	Approbation als Arzt
		Regierung von Oberbayern
	2006	Promotion
		Ludwig-Maximilians-Universität, München
	2002 - 2009	Fernstudium Diplom-Informatik (FH)
		Wilhelm-Büchner-Hochschule, Darmstadt

2013		Facharzt für Radiologie
		Bay. Landesärztekammer, München
2016		Schwerpunktbezeichung „Neuroradiologie"
		Bay. Landesärztekammer, München

Berufserfahrung   2006 – 2007   EHAC - European HEMS & Air Ambulance Committee e.V.

Assistent des Präsidiums

2006 – 2007   PolyTechnos Venture Partners

Research Analyst

2007 – 2008   Institut für Klinische Radiologie

Klinikum der Universität München

Prof. Dr. med. Dr. h.c. M. Reiser

Assistenzarzt / Wissenschaftlicher Angestellter

2008 – 2010   Radiologie Starnberger See

Assistenzarzt

2010 – 2014   Abteilung für Neuroradiologie

Institut für Klinische Radiologie

Klinikum der Universität München

Prof. Dr. med. H. Brückmann

Assistenzarzt / Wissenschaftlicher Angestellter

2014 - 2016 Institut für Diagnostische und Interventionelle Radiologie, Neuroradiologie und Nuklearmedizin

Klinikum Harlaching

Leitender Oberarzt

Seit 2017 Radiologie Augsburg-Friedberg ÜBAG

bis 06/2020 angestellter Facharzt

seit 07/2020 Gesellschafter

12. VOLLSTÄNDIGES SCHRIFTENVERZEICHNIS

12.1. Originalarbeiten

12.1.1. Erstautorenschaften

Ertl L, Brückmann H, Patzig M, Dorn F, Fesl G. Patient reported long-term outcome after endovascular therapy of indirect dural carotid cavernous fistulas. PLoS One. 2020 Apr 10;15(4):e0231261. doi: 10.1371/journal.pone.0231261. eCollection 2020. PMID: 32275700 (Impact Factor 2019: 2.740)

Ertl L, Brückmann H, Patzig M, Fesl G. Endovascular therapy of direct dural carotid cavernous fistulas - A therapy assessment study including long-term follow-up patient interviews. PLoS One. 2019 Oct 17;14(10):e0223488. doi: 10.1371/journal.pone.0223488. eCollection 2019. PMID: 31622360 (Impact Factor 2019: 2.740)

Ertl L, Brückmann H, Kunz M, Crispin A, Fesl G. Endovascular therapy of low- and intermediate-grade intracranial lateral dural arteriovenous fistulas: a detailed analysis of primary success rates, complication rates, and long-term follow-up of different technical approaches. J Neurosurg. 2016 Apr 29:1-8. [Epub ahead of print] (Impact Factor 2015: 3.443)

Ertl L, Brückmann H, Kunz M, Patzig M, Brem C, Forbrig R, Fesl G. Assessment and treatment planning of lateral intracranial dural arteriovenous fistulas in 3 T MRI and DSA: A detailed analysis under consideration of time-resolved imaging of contrast kinetics (TRICKS) and ce-MRA sequences. Eur Radiol. 2016 Apr 27. [Epub ahead of print] (Impact Factor 2014: 3.640)

Morhard D, **Ertl L**, Gerdsmeier-Petz W, Ertl-Wagner B, Schulte-Altedorneburg G. Dual-energy CT immediately after endovascular stroke intervention: prognostic implications. Cardiovasc Intervent Radiol. 2014 Oct;37(5):1171-8. doi: 10.1007/s00270-013-0804-y. Epub 2013 Dec 6. (Impact Factor 2014: 2.071)

Ertl L, Holtmannspötter M, Patzig M, Brückmann H, Fesl G. Use of flow-diverting devices in fusiform vertebrobasilar giant aneurysms: a report on periprocedural course and long-term follow-up. AJNR Am J Neuroradiol. 2014 Jul;35(7):1346-52. doi: 10.3174/ajnr.A3859. Epub 2014 Feb 27. (Impact Factor 2014: 3.589)

Ertl L, Morhard D, Deckert-Schmitz M, Linn J, Schulte-Altedorneburg G. Focal subarachnoid haemorrhage mimicking transient ischaemic attack--do we really need MRI in the acute stage? BMC Neurol. 2014 Apr 10;14:80. doi: 10.1186/1471-2377-14-80. (Impact Factor 2014: 2.040)

Ertl L, Christ F. Significant improvement of the quality of bystander first aid using an expert system with a mobile multimedia device. Resuscitation. 2007 Aug;74(2):286-95. Epub 2007 Mar 21. (Impact Factor 2007: 2.550)

12.1.2. Co-Autorenschaften

Patzig M, Forbrig R, **Ertl L**, Brückmann H, Fesl G. Intracranial Aneurysms Treated by Flow-Diverting Stents: Long-Term Follow-Up with Contrast-Enhanced Magnetic Resonance Angiography. Cardiovasc Intervent Radiol. 2017 Nov;40(11):1713-1722. doi: 10.1007/s00270-017-1732-z. Epub 2017 Jul 6. PMID: 28685380 (Impact Factor 2018: 1.928)

Janssen H, Buchholz G, Killer M, **Ertl L**, Brückmann H, Lutz J. General Anesthesia Versus Conscious Sedation in Acute Stroke Treatment: The Importance of Head Immobilization. Cardiovasc Intervent Radiol. 2016 Sep;39 (9):1239-44. doi: 10.1007/s00270-016-1411-5. Epub 2016 Jul 7. (Impact Factor 2015: 2.144)

Kunz M, Nachbichler SB, **Ertl L**, Fesl G, Egensperger R, Niyazi M, Schmid I, Tonn JC, Peraud A, Kreth FW. Early treatment of complex located pediatric low-grade gliomas using iodine-125 brachytherapy alone or in combination with microsurgery. Cancer Med. 2016 Mar;5(3):442-53. doi: 10.1002/cam4.605. Epub 2015 Dec 29 (Impact Factor 2015: 2.915)

Forbrig R, Eckert B, **Ertl L**, Patzig M, Brem C, Vollmar C, Röther J, Thon N, Brückmann H, Fesl G. Ruptured basilar artery perforator aneurysms-treatment regimen and long-term follow-up in eight cases. Neuroradiology. 2016 Mar;58(3):285-91. doi: 10.1007/s00234-015-1634-1. Epub 2015 Dec 23. (Impact Factor 2015: 2.274)

Corradini S, Hadi I, Hankel V, **Ertl L**, Ganswindt U, Belka C, Niyazi M. Radiotherapy of spinal cord gliomas : A retrospective mono-institutional analysis. Strahlenther Onkol. 2016 Mar;192(3):139-145. Epub 2015 Oct 30. (Impact Factor 2015: 2.898)

Rachinger W, Stoecklein VM, Terpolilli NA, Haug AR, **Ertl L**, Pöschl J, Schüller U, Schichor C, Thon N, Tonn JC. Increased 68Ga-DOTATATE uptake in PET imaging discriminates meningioma and tumor-free tissue. J Nucl Med. 2015 Mar;56(3):347-53. doi: 10.2967/jnumed.114.149120. Epub 2015 Jan 29. (Impact Factor 2015: 5.849)

Flieger M, Ganswindt U, Schwarz SB, Kreth FW, Tonn JC, la Fougère C, **Ertl L**, Linn J, Herrlinger U, Belka C, Niyazi M. Re-irradiation and bevacizumab in recurrent highgrade glioma: an effective treatment option. J Neurooncol. 2014 Apr;117(2):337-45. doi: 10.1007/s11060-014-1394-5. Epub 2014 Feb 7. (Impact Factor 2014: 3.070)

Niyazi M, Ganswindt U, Schwarz SB, Kreth FW, Tonn JC, Geisler J, la Fougère C, **Ertl L**, Linn J, Siefert A, Belka C. Irradiation and bevacizumab in high-grade glioma retreatment settings. Int J Radiat Oncol Biol Phys. 2012 Jan 1;82(1):67-76. doi: 10.1016/j.ijrobp.2010.09.002. Epub 2010 Oct 27. (Impact Factor 2014: 4.524)

Beitzel KI, **Ertl L**, Grosse C, Reiser M, Ertl-Wagner B. [Job satisfaction of radiologists in Germany - status quo]. Rofo. 2011 Aug;183(8):749-57. doi: 10.1055/s-0031-1273328. Epub 2011 Apr 19. German. (Impact Factor 2011: 2.758)

12.2. Kasuistiken / Case reports

Ertl LM, Stangl R, Fesl G. [Asystole in endovascular procedure for juvenile nasopharyngeal fibroma]. Rofo. 2013 Aug;185(8):764-6. doi: 10.1055/s-0033-1335436. Epub 2013 Jun 5.

Stoecklein VM, Lummel N, **Ertl L**, Kunz M, Tonn JC, Mueller S. Pediatric Giant Cell Glioblastoma Mimicking Hemorrhage Secondary to Ischemic Stroke. Pediatr Neurol. 2015 Nov;53(5):459-61. doi: 10.1016/j.pediatrneurol.2015.08.002. Epub 2015 Aug 8. (Impact Factor 2015: 1.866)

Patzig M, Laub C, Janssen H, **Ertl L**, Fesl G. Pseudo-subarachnoid haemorrhage due to chronic hypoxaemia: case report and review of the literature. BMC Neurol. 2014 Nov 18;14:219. doi: 10.1186/s12883-014-0219-7. (Impact Factor 2014: 2.040)

12.3. Bibliograpisch zitierfähige Abstracts von Vorträgen & Postern

Ertl L, Brueckmann H, Kunz M, Crispin A, Fesl G Endovascular therapy of low and intermediate grade lateral intracranial dural arteriovenous fistulas: results and complications of different technical approaches . ECR 2016 Vienna. Insights into Imaging March 2016, Volume 7, Supplement 1, pp 172

Ertl L, Brückmann H, Kunz M, Patzig M, Brem C, Forbrig R, Fesl G. Wertigkeit der zeit- und hochaufgelösten konstrastmittelverstärkten MR-Angiographien (TRICKS & ce-MRA) in der Diagnostik und Therapieplanung lateraler duraler arteriovenöser Fisteln. ANIM Arbeitstagung Neurointensivmedizin, Journal für Anästhesie und Intensivbehandlung, 1/2015, ISSN 0941-4223

Patzig M, **Ertl L**, Forbrig R, Brueckmann H, Fesl, G, Intracranial Aneurysms Treated by Flow – Diverting Stents: Results of Long-term Follow-up with Contrast-enhanced MR-angiography. Radiological Society of North America 2014 Scientific Assembly and Annual Meeting,Chicago IL. http://archive.rsna.org/2014/14010629.html

Tonn JC, Rachinger W, Thon N, Terpolilli Ni, Haug A, **Ertl L**, Poeschl J, Schueller U, Schichor C. Increased 68ga-dotatate uptake in PET imaging discriminates meningioma and tumorfree tissue. J Clin Oncol 32, 2014 (suppl; abstr e13020)

Patzig M, **Ertl L,** Forbrig R, Brückmann H, Fesl G. Intracranial Aneurysms Treated by Flow – Diverting Stents Results of Long – Term Follow – up with Contrast – Enhanced MR – Angiography. XXth Symposium Neuroradiologicum Neuroradiology September 2014, Volume 56, Issue 1 Supplement

Forbrig R, **Ertl L**, Patzig M, Brem C, Brückmann H, Fesl G. Ruptured Basilar Artery Perforator Aneurysms Outcome in 5 Cases. XXth Symposium Neuroradiologicum Neuroradiology September 2014, Volume 56, Issue 1 Supplement

Ertl L, Brückmann H, Fesl G. Wertigkeit der zeit- und hochaufgelösten konstrastmittelverstärkten MR-Angiographien (TRICKS & ce-MRA) in der Diagnostik und Graduierung duraler arteriovenöser Fisteln. Clinical Neuroradiology, Volume 23, Supplement 1, September 2013

Janssen H, **Ertl L**, Brückmann H, Fesl G. Mechanische Thrombektomie – Die Wachrekanalisation spart Zeit. Jahrestagung der DGNR 2013. Clinical Neuroradiology, Volume 23, Supplement 1, September 2013

Niyazi M, Flieger MC, Ganswindt U, Schwarz SB, Kreth FW, Tonn JC, la Fougère C, **Ertl L**, Linn J, Belka C. An update on re-irradiation and bevacizumab in recurrent highgrade glioma. 2nd ESTRO Forum Radiotherapy & Oncology March 2013, Volume 106, Supplement 2

Ertl L, Brückmann H, Fesl G. Ist die Behandlung fusiformer Riesenaneurysmen der Arteria basilaris mit Flow Diverter Stents indiziert? Jahrestagung der DGNR 2012. Köln. Neuroradiologie up2date 2012; 4: 1-83.

Ertl L, Morhard D, Deckert-Schmitz M, Linn J, Schulte-Altedorneburg G. Diagnosis of acute non-traumatical focal subarachnoid haemorrhage in thin-sliced multiplanar computed tomography. Jahrestagung der DGNR 2012. Köln. Neuroradiologie up2date 2012; 4: 1-83.

Immler S, Koerte I, Alperin N, Grosse CM, Schankin C, **Ertl L**, Reiser MF, Heinen F, Ertl-Wagner B. MR-tomographische Bestimmung von hämo- und hydrodynamischen Parametern bei Migränepatienten. Deutscher Röntgenkongress, Berlin, Mai 2009. RöFo. 2009, Vol 181:S243 (V412.3)

Grosse CM, Lee SH, Alperin N, **Ertl L**, Pomschar A, Körte I, Heinen F, Reiser MF, Ertl-Wagner B. MR-tomographische, nicht-invasive Hirndruckmessung bei Kindern und jungen Erwachsenen. Deutscher Röntgenkongress, Berlin, Mai 2009. RöFo. 2009, Vol 181:S130(V201.2)

Koerte I, Immler S, Alperin N, Grosse C, Schankin C, **Ertl L**, Reiser M, Straube A, Heinen F, Ertl-Wagner B. MR-tomographic assessment of hemodynamic and hydrodynamic charateristics in migraine patients. ECR. March 2009. Vienna. Austria. Eur Radiol 2009 Suppl.

Ertl L, Grosse C, Reiser M, Ertl-Wagner B, Congenital Spinal Malformations Made Easy. Radiological Society of North America 2008 Scientific Assembly and Annual Meeting, February 18 - February 20, 2008, Chicago IL. http://archive.rsna.org/2008/6008604.html

Grosse C, **Ertl L**, Müller-Schunk S, Reiser M, Ertl-Wagner B, Is This Normal, or What? Diagnosing Normal Variants and Anomalies of Intracranial Arteries. Radiological Society of North America 2008 Scientific Assembly and Annual Meeting, February 18 - February 20, 2008, Chicago IL. http://archive.rsna.org/2008/6016727.html

Grosse, C, Flemmer, A, **Ertl, L**, Reiser, M, Ertl-Wagner, B, Catheters, Tubes, and Lines in Neonatal Radiography: What Is Wrong and What Is Right?. Radiological Society of North America 2008 Scientific Assembly and Annual Meeting, February 18 - February 20, 2008 ,Chicago IL. http://archive.rsna.org/2008/6016905.html

Ertl L, Christ F. Expertensytem für tragbare Kleincomputer führt zu signifikanter Verbesserung der Versorgungsqualität von Notfallpatienten durch Laienhelfer. Deutscher Anästhesiecongress 2004. Abstractband, ISBN-10:3980833165

12.4. Sonstige Vorträge

Ertl L. Posttherapeutische Veränderungen nach intracranieller Tumortherapie. Neuroradiologie made in Bayern, Herbstkurs der Bayerischen Röntgengesellschaft, Oktober 2020, Universitätsklinikum Augsburg

Ertl L. Complex regional pain syndrome (CRPS). Augsburger Qualitätszirkel Neuroradiologie mit neurologisch-psychiatrisch-neuroradiologischer Fallbesprechung, Juli 2020, Augsburg

Ertl L. Hypoxische Hirnschädigung & Diffuser axonaler Schaden. Neuroradiologie made in Bayern, Frühjahrskurs der Bayerischen Röntgengesellschaft, März 2020, Universitätsklinikum Augsburg

Ertl L. Das Supinatorlogen-Syndrom. Expertentreffen der Deutschen Gesellschaft für Muskoloskelettale Radiologie (DGMSR), Februar 2020, Köln

Ertl L. Periphere Nervenkompressionssyndrome der oberen Extremität. Augsburger Qualitätszirkel Neuroradiologie mit neurologisch-psychiatrisch-neuroradiologischer Fallbesprechung, November 2019, Augsburg

Ertl L. Posttherapeutische Veränderungen nach intracranieller Tumortherapie. Neuroradiologie made in Bayern, Herbstkurs der Bayerischen Röntgengesellschaft, Oktober 2019, Universitätsklinikum Augsburg

Ertl L. Spinale Arthropathien. Augsburger Qualitätszirkel Neuroradiologie mit neurologisch-psychiatrisch-neuroradiologischer Fallbesprechung, Juni 2019, Augsburg

Ertl L. Das Kiloh-Nevin-Syndrom. Expertentreffen der Deutschen Gesellschaft für Muskoloskelettale Radiologie (DGMSR), Februar 2019, Essen

Ertl L. Ossäre Läsionen der Wirbelsäule. Augsburger Qualitätszirkel Neuroradiologie mit neurologisch-psychiatrisch-neuroradiologischer Fallbesprechung, Februar 2019, Augsburg

Ertl L. Was können wir aus dem Cockpit lernen? – Sicherheit durch Crew Resource Management. 20. Augsburger Neuroradiologisches Kolloquium, November 2018, Universitätsklinikum Augsburg

Ertl L. Posttherapeutische Veränderungen nach intracranieller Tumortherapie. Neuroradiologie made in Bayern, Herbstkurs der Bayerischen Röntgengesellschaft, Oktober 2018, Universitätsklinikum Augsburg

Ertl L. Differentialdiagnose bilateraler Stammganglienveränderungen. Augsburger Qualitätszirkel Neuroradiologie mit neurologisch-psychiatrisch-neuroradiologischer Fallbesprechung, Oktober 2018, Augsburg

Ertl L. Benigne zystische Läsionen des ZNS. Augsburger Qualitätszirkel Neuroradiologie mit neurologisch-psychiatrisch-neuroradiologischer Fallbesprechung, April 2018, Augsburg

Ertl L. Pathomechanismus der perilunären Luxation. Expertentreffen der Deutschen Gesellschaft für Muskoloskelettale Radiologie (DGMSR), Januar 2018, München

Ertl L. Posttherapeutische Veränderungen nach intracranieller Tumortherapie. Neuroradiologie made in Bayern, Herbstkurs der Bayerischen Röntgengesellschaft, Oktober 2017, Universitätsklinikum Augsburg

Ertl L. MRT-Befunde bei intracranieller Tumortherapie. Augsburger Qualitätszirkel Neuroradiologie mit neurologisch-psychiatrisch-neuroradiologischer Fallbesprechung, Oktober 2017, Augsburg

Ertl L. Bildbefunde bei chronischem Alkoholmißbrauch. Augsburger Qualitätszirkel Neuroradiologie mit neurologisch-psychiatrisch-neuroradiologischer Fallbesprechung, Juni 2017, Augsburg

Ertl L. Kongenitale spinale Malformationen. Augsburger Qualitätszirkel Neuroradiologie mit neurologisch-psychiatrisch-neuroradiologischer Fallbesprechung, März 2017, Augsburg

Ertl L. Neues aus der Neuroradiologie. 2. Münchner Forum Neurologie, Juli 2015, München

Ertl L. Neuroradiologie – Hot topic: Endovaskuläre Schlaganfallbehandlung. 3. Harlachinger Refresher-Kurs für spezielle Neurosonologie „Doppler meets Neuroradiologie", Januar 2015, München

Ertl L. Chain of Survival on PDA. AIRMED – Aeromedical World Congress 2008. Prague. Czech Republic